患者の終末期まで伴走するこれからのかかりつけ医

岡田徹也
OKADA TETSUYA

幻冬舎MC

はじめに

高齢者人口が増え続ける現在の日本、団塊の世代が85歳を迎える２０３５年まで残すところ10年ほどとなりました。この少子高齢化の進行が止まらない現在の社会構造のなかで、医療資源の効率的な利用の枠組みづくりは、わが国の喫緊の課題です。

このような現代においては、高度先進医療の効率的な利用の入り口としてのかかりつけ医の役割は、人口構成の高齢者比率が低かった以前に比べ、さらに重要度が増しています。国が掲げる医療制度で定義されるかかりつけ医とは、「健康に関することをなんでも相談できる医師」「必要な時には専門の医師・医療機関を紹介してくれる医師」「身近で頼りになる医師」など高次医療機関へのゲートオープナーとしての機能が基本的役割であるとされてきましたが、高齢者人口が激増した現代では、かかりつけ医はこのような役割のみで十分でしょうか？

現在の日本では高次医療機関の入院病床は高齢者を中心に常にほぼ満床であり、急性期治療を終えれば、医療資源の有効利用のためにすぐに急性期病院を退院しなくてはなりません。このような入院治療を受けたあとの患者さんに向けたかかりつけ医の役割は、退院後の支援や通院が困難となった方への在宅医療、回復困難な悪性腫瘍に罹患《りかん》した患者さんに対する在宅での緩和医療など、さらに複雑多岐にわたるようになります。

　また近年、新型コロナウイルス感染症によるパンデミックという未曽有の災害が世界を震撼《しんかん》させました。このパンデミックのなかで、地域のかかりつけ医は、発熱者診療の第一線でコロナ患者さんの診療にあたりました。私は地域医療に従事するようになってから現在まで、自分の理想とするかかりつけ医に近づけるように日々研鑽《けんさん》を積んできましたが、一方で個人の努力と自己犠牲の精神のみで地域を診るには限界があることも感じてきました。その解決策として取り組んだのが、同じ理念を共有できる診療所スタッフをそろえ、「かかりつけ医チーム」を構成して、地域全体の医療ニーズに応えていくということでした。現在は常勤医師5人、常勤看護師10人に加え、理学療法士、社会福祉士などを含めた多職種、総勢40人ほどのメンバーで「地域のかかりつけ医チーム」として活動をしています。このような「かかりつけ医チーム」の体制であったからこそ、コロナパンデミックに際しても、常に地域にあふれたコロナ患者さんに寄り添い、また医療へのアクセスが困難な独居高齢者、老老世帯などを含めたすべての地域住民にシームレスに医療を提供できました。

本書では私たちの「かかりつけ医チーム」の取り組みを通じて、これから高齢者が激増していく都市部のかかりつけ医の在り方についてまとめています。この本を手に取っていただいた皆さまにとって、かかりつけ医とはどうあるべきか、どのような視点でかかりつけ医を選んでいくかを考えるきっかけとなれば、著者としてこれ以上うれしいことはありません。

患者の終末期まで伴走する　これからのかかりつけ医　目次

［第4章］
かかりつけ医とは患者が安心して命を預けられる命綱
コロナ禍をきっかけに医師としての在り方を再確認する

［第1章］

老後を支えるかかりつけ医が不足
終末期まで継続した医療を
受けられない高齢者たち

在宅医療の急速な普及

近年、東京への人口流入が止まらず、一極集中による問題が次々と浮き彫りになってきています。日本では戦後、3大都市圏への人口の流入が続いてきましたが、最近では、東京への一極集中が顕著です。

都市部へ人口が流入していくと、経済や医療など多方面に地方との格差が生まれます。特に医療の分野では、生活環境や教育が便利な大都市圏に、医師や看護師などが集まる一方、過疎化が進む地方では医師不足が深刻で、大都市圏からの応援を受けながら地域医療体制を維持している状況です。

厚生労働省が人口当たりの医師数を医療需給で調整し数値化した医師偏在指標によると、最も多い東京都と最も少ない岩手県では約2倍の格差が生じており、数字にも結果が表れています。医師数が多いと聞くと、潤沢な大都市圏であればいつでも病院を受診することができ、病院や診療所の閉鎖などの問題は過疎地域の問題で、都市部には関係がないと思う人もいるはずです。実際、都市部には大学病院や総合病院などの高度な医療に対応

図１　医師偏在指標

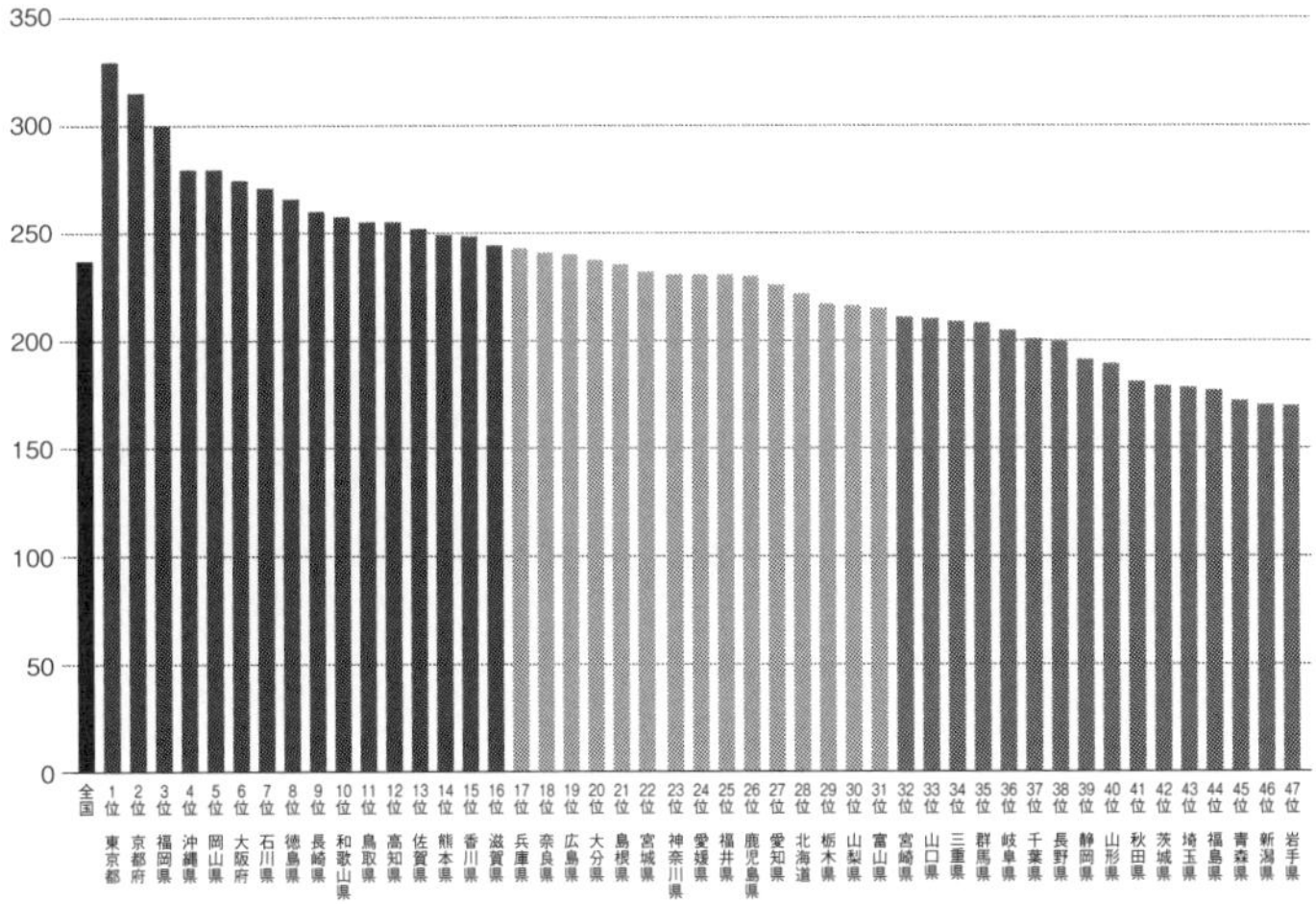

出典：医療従事者の需給に関する検討会　医師需給分科会（第28回）

した医療機関が多く、地方には、各専門分野の診療所が十分存在し、過当競争も起きています。しかし、かかりつけ医機能を担う内科系の診療所の多くは、一人医師の診療所が多く、外来診療で多忙なため、通院が困難な高齢の患者さんに対しては、約６割の診療所が在宅医療までの充分な医療の提供に対応できない（日本医師会「２０１７年かかりつけ医と在宅機能についての診療所調査」による）というひずみも目立つようになりました。

このような状況下で近年都市部を中

心に急速に増加した診療所が在宅医療専門クリニックです。在宅医療専門クリニックの特徴は、通常の外来診療は一切行わず、自宅への訪問診療と往診のみを行うことです。訪問診療とは、通院することが困難になった患者さんに対しご自宅へ訪問して診療計画のもと診療を行う医療制度です。この在宅医療専門クリニックは、２０００年代以降、外来診療のみを提供するかかりつけ医が対応することが困難となった患者さんに対する医療の継続のための役割を担い、各地域に急速に普及していきました。ちょうど国が少子高齢化、多死社会に向け、在宅医療の施策を推進し、在宅医療を担う医師を増やすためにそれぞれの分野に対し比較的厚い診療報酬を手当したことも後押しとなりました。

　在宅医療の制度は、通院が難しい病状となっても、住み慣れた場所で暮らしながら、医療を受けられる素晴らしい制度です。通院が難しい患者さんにとっても、診療所や病院で待たされることなく医療が受けられ、調剤薬局へ出向かずとも薬が手に入るという、大きなメリットがあります。しかしながら、医師が患家に出向くという手間もかかるために、一人の医師が診療できる患者数は外来診療に比べて少なくなること、一人当たりの医療費は訪問への手間などの対価もあわせ高額に設定されていることなど、在宅医療の過剰な利用が進めば、国民全体の医療費の高騰につながってしまう側面も秘めています。また在宅医療を提供する医療機関は、在宅医療でかかりつけ医として診療する患者さんの病状の悪化時には24時間・３６５日の対応を原則とするため、在宅医療を提供する診療所の医師にとっては、身体的、精神的負担の大きい医療制度でもあります。医療者にとって身体的、精神的負担の多い医療制度ではあるものの、在宅医療のみを行う診療所は、外来診療を行うスペースの確保や人員の配置も不要で、在宅医療に特化して人員の配置を行うことで効率的に医療を提供でき収益性も高いため、多くの都市部の在宅医療専門クリニックは急成長を遂げ巨大化する法人が多数現れました。また在宅医療専門クリニックが都市部の地域を網羅してきてからは、病院から退院し地域に戻るにあたり、都市部に住む患者さんであれば、かかりつけ医やかかりつけ病院へ通院することが難しい状況であっても、医療を継続的に受けられないことはほぼなくなり、医療を継続的に受けながら地域での安全な暮らしを継続できる状況になり、患者さんにとっても大きな安心につながっていきました。

在宅医療専門クリニックの発展の光と影

このように在宅医療を専門に行う診療所が都市部に普及してからは、退院後、医療にアクセスができない患者さんは都市部では極端に減少しました。ただ多くの在宅医療専門クリニックは、通院困難な状況になった患者さんのみに関わるため、通院可能な時期から長期的に診療を通じて患者さんに関わっていく、本来のかかりつけ医とは、患者さんとの関わり方が大きく異なります。本来患者さんにとってみれば、長年通った信頼する地域のかかりつけ医に、人生の最終段階まで継続的に診てもらえることが理想ですが、そのかかりつけ医は1人の医師で診療所を運営していることがほとんどですので、外来診療で多忙な医師は、患者さんの急な病状の変化や重度の病状の管理を必要とする、訪問診療や往診まで対応できない場合もあります。

このような場合は、在宅医療専門クリニックがそれまで通ってきたかかりつけ医からその役割を引き継ぎ、終末期まで在宅医療にてかかりつけ医として対応していきます。人生の最終段階が近くなってきたタイミングで新しい医師にかかりつけ医が代わることは、高

図2　かかりつけ医の機能

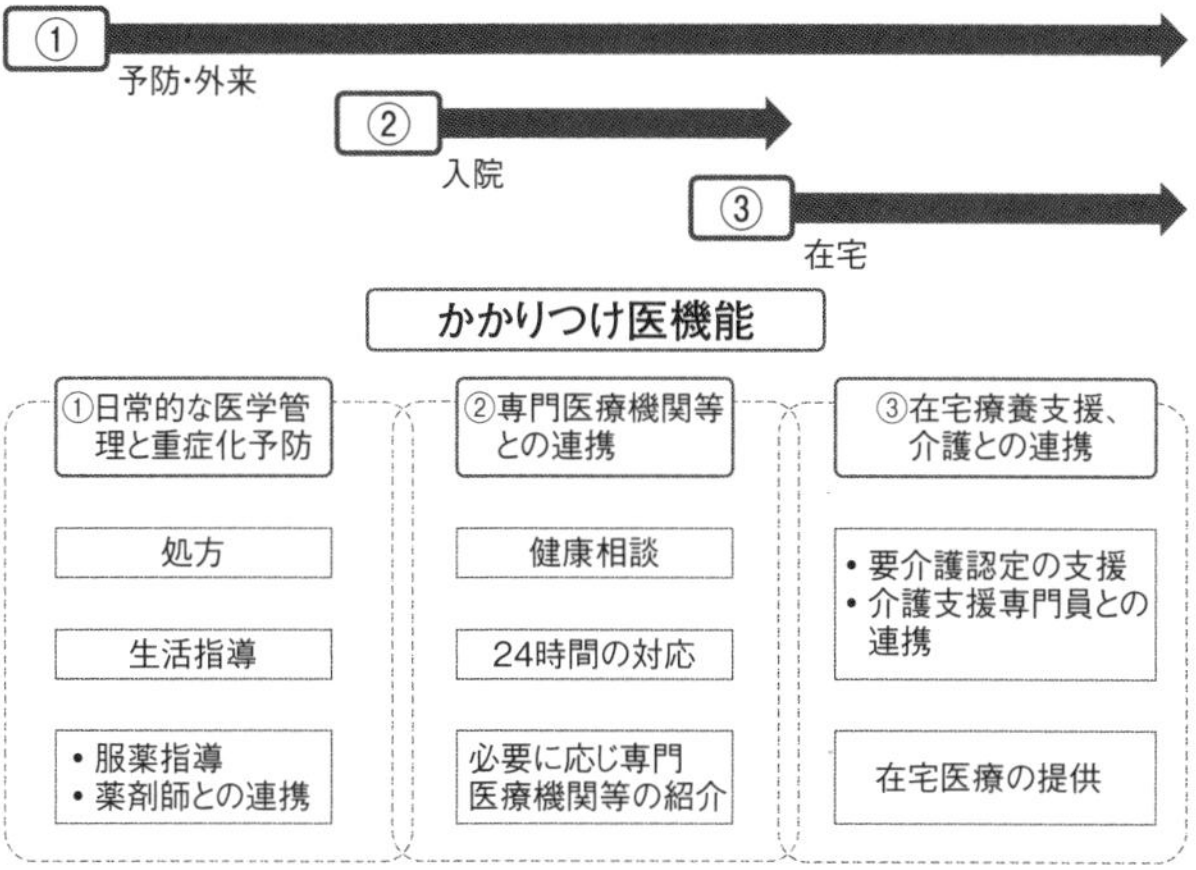

出典：厚生労働省「横断的事項 かかりつけ医機能（その1）」

齢者にとっては新たな人間関係の構築のための心理的な負担が増えてしまうデメリットもありますが、在宅医療専門クリニックが普及した都市部では、在宅医療を行う在宅医療専門クリニックと外来診療のみを行うクリニックの分業化が進みました。その反面、外来診療から在宅医療まで総合的に行う診療所は、患者さんにとって理想のかかりつけ医であるものの、在宅医療専門クリニックの数の増加に比例するほどは増えてはいきませんでした。

外来診療から在宅医療まで行う医療者の負担は過労死レベル

外来診療から在宅医療まで継続して診てもらえるかかりつけ医こそが、地域の患者さんにとって理想的な存在ではあるものの、このようなかかりつけ医がなぜ増えていかないのでしょうか？　これは外来診療で日々多忙な状況下で、一人の医師が単独で夜間や休日までの対応を必要とする在宅診療までを行えば、かかりつけ医に対し過剰な負荷がかかることが必至だからです。では、どうすればこうした状況を打破できるか。その答えは「地域で複数の医師で連携を組み、外来診療から在宅医療まで診療にあたる」ということであると思います。そのような体制を組んでいる診療所であれば、通院が可能な病状であれば外来診療で医療を提供し、通院できなくなったあとも継続して終末期までシームレスに医療を提供できます。一つの医療機関で外来診療から終末期に近くなった患者さんへの訪問診療までを行い患者さんを支えれば、通院が難しくなっても、かかりつけ医を変更せずにすみ、大きな安心につながります。また一時的に病状が悪化し、通院が難しくなり在宅医療が必要となっても、病状が安定して通院が可能な状況になれば、外来診療に戻ることができ、医療機関を行き来することなく、シームレスに診療を受けることが可能となります。1人の医師で24時間・３６５日を賄うとすれば過重な負荷となる夜間や休日の緊急時の対応も、複数の医師で分担して行えば、医師が過剰な負担を負わずに行うことができます。

コロナ禍の地域医療現場を舞台にした、かかりつけ医機能の崩壊

コロナ禍では多くのコロナ患者さんが日本全国に発生し、都市部でも発熱外来が地域に普及していきました。しかしながらこの未曽有の感染症は、あまりに多くの患者さんが発生したため、地域の診療のキャパシティーを超え医療機関を受診できない患者さんが多数出現しました。

コロナ禍以前は、多くのかかりつけ医が発熱患者さんの診療を行ってきました。そのため多くの高齢の患者さんも、発熱した際に医療機関で診察を受けることは困難ではありませんでした。しかしながらコロナ禍においては、一部の診療所はかかりつけの患者さんであっても発熱患者さんの診療を制限することが増え、結果的に身体的に脆弱な発熱した高齢者は医療へのアクセスが困難となり、結果、病状が重くなって初めて救急車で搬送さ

れる方や、医療にアクセスもできず自宅で亡くなるというような悲しい状況が頻繁に起こりました。コロナ禍では、かかりつけ医にもかかることができない高齢者の発熱診療が後回しになっていたのです。実際、私はコロナ禍の初期から発熱患者さんの外来診療に従事し、かかりつけの患者さん以外の発熱した患者さんも多く受け入れ対応しました。診療した患者さんからは「どこの発熱外来に電話してもつながらなかったり、予約がいっぱいだったりして半分諦めていたけれど、やっと診てもらうことができた」という安堵の声を数え切れないほど聞きました。そのたびに、受診できた患者さんの背後には、受診できなかった患者さんや受診を諦めてしまった患者さんが大勢いるに違いないと痛感しました。

　また感染拡大のピーク時には平時は救急医療の受け入れ病床のキャパシティが十分な都市部でも患者さんがあふれ、救急病院はどこも満床で救急車の受け入れも制限するという事態に陥りました。そのため地域にあふれた入院ができないコロナ患者さんに対し、各地で地域の医師が往診にて対応し、私自身も地域の衰弱が進んだ患者さん宅へ往診し、治療にあたりました。往診での診察の結果、衰弱したコロナ患者さんを救うには入院治療が望ましいという病状であっても、受け入れ病院が決まらないために、即座には搬送できず、車内で救急隊が何時間も受け入れ先を探しながら待機するような状況だったのです。まさに平時は医療へのアクセスに困ることのないと思われていた都市部でも救急医療の破綻が大きく露呈した状況でした。

高齢者人口が激増する10年後のかかりつけ医機能とはどうあるべきか？

このようにコロナ禍では、かかりつけ医機能が十分に発揮されないことを要因とした医療難民が続出しました。コロナ禍を経て、今後は高齢者人口がさらに激増する多死社会へと時代はさらに進んでいきます。今、改めてこれからの時代にマッチした、かかりつけ医とはどのような存在であるべきか、どのようなかかりつけ医であったら、地域で暮らす生活基盤の脆弱な高齢者のニーズに十分に応えられるかを考える時期にきています。高齢者にとっての理想的なかかりつけ医とは、人生の最終段階まで継続して患者さんを支えてくれる医師にほかなりません。ただ、これを1人の医師で、すべてを完結することは、医師への負担が極めて大きくなる側面があり、現在のように1人の医師でかかりつけ医機能を担う内科診療所が乱立している状況では、高齢者に対するかかりつけ医機能は、機能不全に陥っているといえます。このような患者さんのニーズに応えていく変革がかかりつけ医機能を担う医療機関にも求められているのです。

［第2章］

3代目院長として父から内科医院を継ぐ 多くの地域住民を診療して見えてきた、かかりつけ医のあるべき姿

祖父の背中が地域医療の原点に

私は、1972年、第二次ベビーブームの時期に東京都練馬区で生まれました。

現在の診療所の場所は、祖父が1958年に東京・練馬の地に開業した場所です。祖父が開業してから、すでに70年近い年月が経過し、その間に診療所は大きく様変わりしていますが、この地域は私自身にとっても、幼少の頃から長年暮らしていた愛着のある地域です。

私が生まれた当時はまだ、祖父も現役の医師として地域の患者さんの診療にあたっていて、その姿はおぼろげではあるものの今も脳裏にやきついています。祖父が診療していた時代は、薬や検査機器、医療器材の種類が今よりずっと限られていて、そのなかで行う診療でした。

祖父は小児科診療も行っていたことから、地域に住むたくさんの子どもたちにとても慕われていました。医療がまだそれほど進歩していない時代だったため、医師は診断し、治療することも重要でしたが、それと同時に地域に住む住民たちのさまざまな相談に乗っていたようです。悩める若者に対しては、診療の枠を超えたよき相談相手になっていたらしく「先生のおじい様には、子どものころからよく悩みの相談にのってもらっていたよ」というエピソードを、祖父が亡くなったいまでも自院に通い続けてくださっている地域の方々からよくうかがいます。

祖父は医師という仕事以外でも、地域の子どもたちや若者を連れて座禅を組みに泊まりがけで遠方のお寺まで頻繁に通っていました。そんなこともあって、祖父は地域で暮らす若者たちの心の支えになり、医師と患者という関係を超えた人間関係を形成していたのです。これらの思い出が自身の潜在意識のなかに残っているのでしょう。幼少の頃に漠然と医師に対して憧れが芽生えたのです。

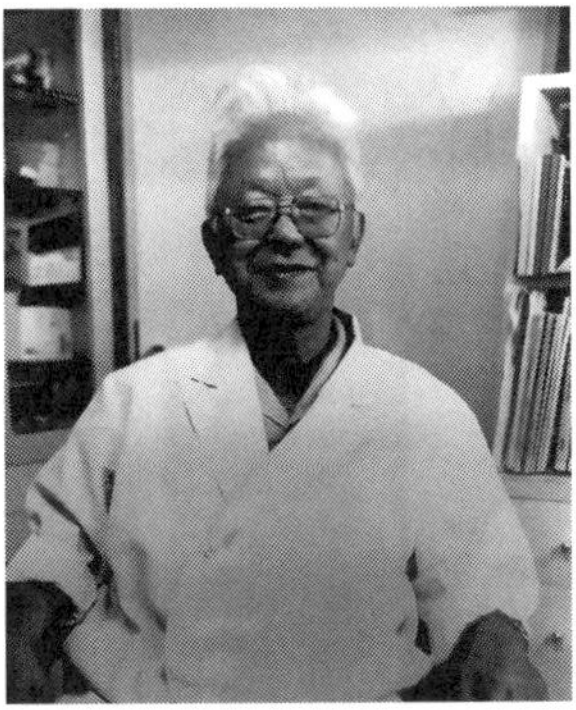
祖父・岡田利次郎

また祖父は当時から、在宅での終末期医療にも従事していました。普段から地域に溶け込み、診療以外の時間も地域の方々とともにして深い信頼関係を構築していたからこそ、家族の最期の時を祖父に任せることができた、と現在も世代を超えてこの地域で暮らしている方々が当時の思い出を語ってくださいます。

　私がライフワークとして行っている地域医療の原点は、このように医療という枠を超えて地域に貢献してきた、私の祖父にあるといっても過言ではありません。

父の医師としての姿も自身の憧れの存在であった

　祖父の後を継いで2代目院長となった父は、祖父ががんを患い、診療所での一線を退くまでは、大学病院で診療に従事していました。祖父の時代と比べ、医療技術は大きく進歩していた時期だったため、父は大学病院に籍を置いて最先端の治療法の研究に邁進《まいしん》していたのです。私にとって幼い頃の父の姿は、いつも自宅で論文作成のために机に向かっている背中でした。

　大学病院で順調にキャリアを積んでいた父ですが、祖父ががんを患って診療を継続できなくなったため、大学病院での職を辞して診療所を継ぐことになりました。最先端の医療に関わっている最中に、地域医療へ転向せざるを得なかったことは、父にとっておそらく大きな精神的葛藤があったのではないかと思います。

しかし逆に父はその思いをバネにして、自分なりの地域医療を確立させるべく、邁進していました。地域の診療所でも大学病院などと同レベルの診療を提供するためにはどうすればよいかを絶えず考え、実践していったのです。具体的に父がまず取り組んだのは、「大学病院と地域医療機関の病診連携のシステム構築」です。今でこそ急性期病院と地域の診療所が連携して患者さんの医療に取り組む制度は一般的になりましたが、父が診療所の院長になった当時は、そうした仕組みはまだ確立されていませんでした。そこで自身の大学病院での診療経験などを活かし、積極的に地域医療の現場でも高次医療機関と同レベルの診療の提供ができるようになるための連携体制を作っていったのです。

父が地域医療の現場に戻り、自宅兼診療所で診療をしている姿を見ながら、高校生だった私は、父の活躍する姿にいつの日かこんな大人になりたいな、と医師への憧れを漠然と抱いていました。とはいうものの、中学・高校時代の私は勉強をさぼり、毎日をダラダラと過ごしていたので、医師を志す勇気など、とてもてる状況ではありませんでした。

半ば諦めムードのなか、勉強への取り組み方で悩む私に対して「基礎をしっかりやりさえすれば中高でサボった5年間は2年くらいで取り返せる。今からでも遅くないから、2、3年勉強を頑張ってみなさい」と背中を押してくれたのは、父でした。高校3年になり少しずつ机に向かう時間を作ることができてきた私は、1年間の浪人生活を経て、どうにか医学部へと入学することができたのです。祖父、父と同じ道への第一歩でした。

6年間の医学部生活から就職へ

私が医学部に入学したことは、自分が暮らしていた地元や診療所に通ってくる患者さんの間でも、いつのまにか話題になっていました。

「医学部に入ったんだね。岡田医院に通う僕たちも、これでずーっと安心だ。将来はここに戻ってきてお父さんの後を継ぐんでしょう？　そのときはよろしく頼むよ」

近所の方から激励のお言葉を頂くのは、まだ医師にもなっていない自分にとって、とてもうれしいお言葉でした。反面、高度先進医療への憧れや、親の敷いたレールの上を進んでいくだけの人生はつまらないという思春期特有の反発心で、家族とは違うタイプの医師像を模索する日々を送りました。

医学部ではたくさんの友人に囲まれ楽しい学生生活を過ごし、なんとか留年せずに6年生になり、医師としての研修先を選択する必要に迫られる時期がやってきました。この時期、考えていたのが、出身大学の医局に所属し大学時代の友人とともに初期研修をするか、出身大学の医局には所属せず、市中病院で初期研修をするかという選択でした。大学の医局は人間関係も確立されているため、楽しく過ごせるかもしれないと考えましたが、それよりも実践経験を多く積むことが優先だと思い直し、研修医教育に力を入れている市中病院へ就職することにしました。行先は都内港区にある東京都済生会中央病院です。

初期研修の2年間で、医師としての心構えが形成されていった

当時、済生会中央病院は、2次救急までの対応を行う急性期病院で、臨床研修病院とし

ても実績がある総合病院でした。しかもその当時では主流だった、臓器別に細分化された専門診療への研修ではなく、全身を総合的に診る総合診療の研修に力を入れている病院でした。また初期研修医1年目の医師を、2年目の初期研修医が指導し、その指導を若手医師のまとめ役であるチーフレジデントという後期研修医や各専門科の指導医が指導するという、階層的な研修体制が確立していました。いずれは実家の診療所を継ぐことになる、とおぼろげながら意識していた私は、この病院で8年勤務する間に自身の専門である循環器内科の専門的な研修と並行して、総合的な診療ができる内科医としての研修も受けることができました。これらの経験はのちに診療所を継いで地域医療に従事する際に大きな武器となったのです。

地域医療では専門性に特化するだけではなく、複数の病気をもつ患者さんを総合的に診る力がより強く求められます。結果的ではありましたが、この病院で8年間、継続的に総合診療の視点で多くの患者さんの診療にあたることができたことによって、同世代の医師よりも総合診療のスキルを身につける機会を多く得ることになったのです。

病院を退職したあとは、縁があって1年間、防衛医科大学校で内科教官を務めました。ここに附属する病院はさらに規模が大きく、約1000床規模の大病院でした。ここで研修医や後期研修医に対する教官を務めた1年間も非常に実りのあるものでした。

ただ、この病院は非常に規模が大きいこともあり、臓器別・分野別に診療科がかなり細分化されていました。細分化することによって高い専門性を発揮できるというメリットはあるのですが、逆に私自身は責任をもって患者さんの全身を診ていく総合診療に従事したいという思いが強くなっていきました。

このような経験を経て、祖父、父から地域医療を引き継ぐべく私が現在の診療所で働くようになったのは2007年7月のことです。当時は父がまだ院長をしていて、私は父の下で診療を行いながら、地域医療に関する知識と経験を積んでいきました。

地域へ戻って在宅医療部を立ち上げる

2007年に診療所へ来て新たに取り組んだことは、訪問診療を行うための在宅医療部

図3　在宅療養支援診療所のイメージ

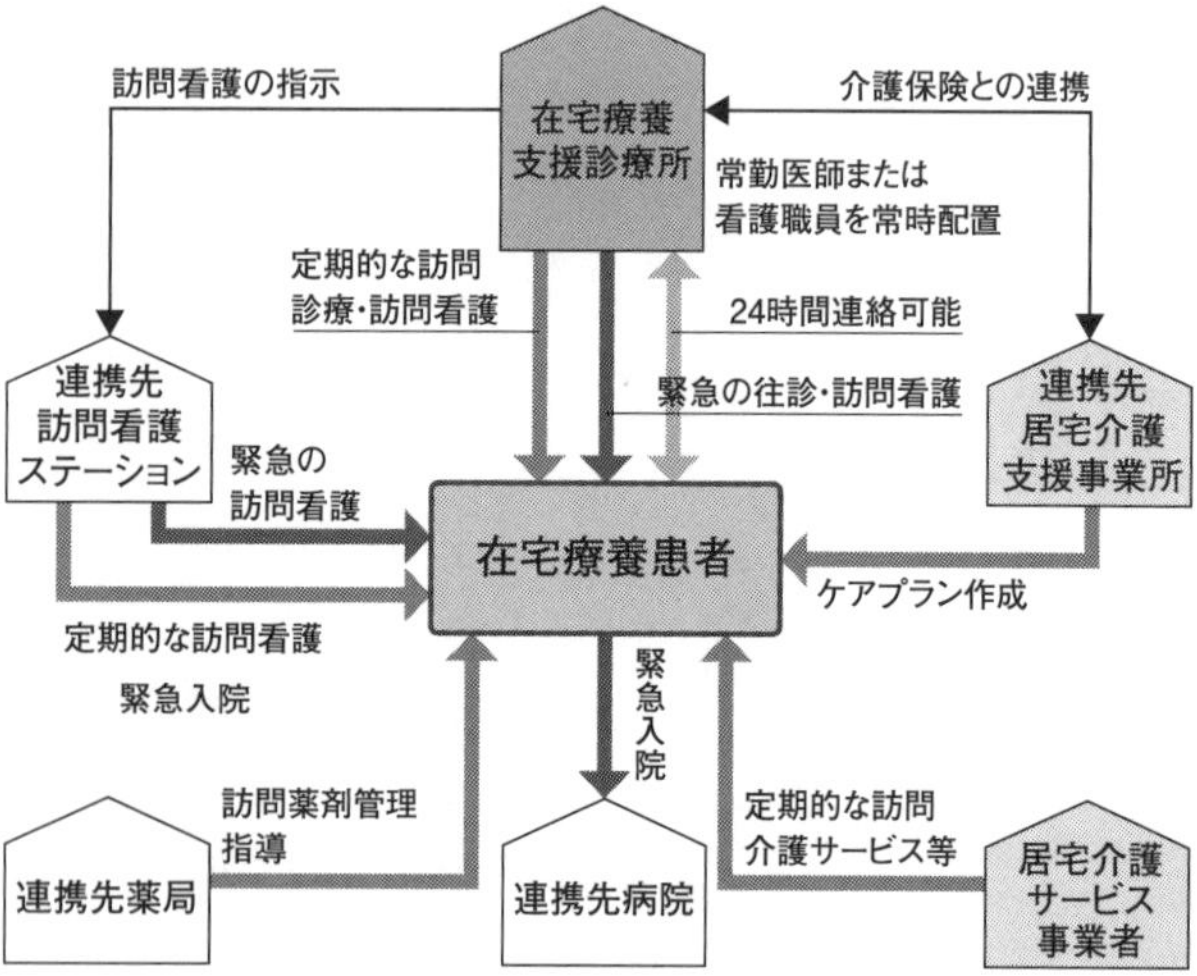

厚生労働省「在宅療養支援診療所の要件」より作成

門の立ち上げです。長年、急性期病院で患者さんの診療を行ってきて、退院以後の患者さんの管理の重要性を強く感じてきた私は、在宅医療でも自分自身が急性期病院での診療で身につけてきた総合診療のスキルを大いに発揮することができるのではないかと思っていました。

　当時35歳という年齢だった私は体力的にも充実していて、外来診療だけではなく地域にフットワーク良く出向くことができる状態でした。そうしたなかで、病状が重たいながらも地域で療養している重症の患者さんを診ることは、何よりも地域の役に立つことができると思っていました。

折しも日本全国で同様の問題が挙がっていて、２００６年に厚生労働省は「在宅療養支援診療所」の制度を施行しました。在宅療養支援診療所とは、通院が困難な患者さんに対して医師が訪問看護ステーションなどと連携し、24時間３６５日体制で療養生活を支える診療所のことです。この制度ができてから、在宅医療はそれまでに比べて少しずつ地域で普及していきました。

地域の在宅医療の受け皿があれば、患者さんはもっと早く退院できる

その頃は在宅医療という言葉自体もあまり知られておらず、地域で在宅医療を行う診療所はほとんどありませんでした。患者さんは治療を引き継がれることなくそのまま退院し、再度の病状悪化に気づくのが遅れ、救急車で急性期病院に運ばれて再入院になってしまうケースが多発していました。

実は在宅医療の普及していない時代、救急病院に再入院する高齢者は入院治療を受ける

必要があるほどの重症者ばかりではなかったのです。例えば高熱で軽い肺炎や尿路感染症だった場合、自宅で抗生物質などの投与を受けて数日間安静にすれば問題なく元気になるようなケースも少なくありませんでした。

一方で、急性期病院の外来は待ち時間も長く、そもそも普通に歩いて病院へこられることも困難な患者さんにとって発熱や少しの体調不良で救急車に乗って救急外来を受診したりしていたら、本人にとっての身体的負担はかえって大きくなってしまいます。

また、急性期病院を退院できる病状までになったのにもかかわらず、病状悪化時の診療の受け皿がないという理由で、患者さんご本人は自宅に帰りたいと願っていても自宅に帰れず、療養型の病院へと転院していく高齢者も多くいらっしゃいました。

地域で在宅医療を受けることができる体制がないばかりに、人生の最期すら望むように過ごせないというのは、非常に残酷なことだなと何度も思ったものです。

このような状況のなかで、責任をもって地域における患者さんの受け皿になると決めたからには、私もさらにスキルアップする必要がありました。もともと急性期病院では循環器内科医として働いていたので、心臓血管の治療や救急医療などにはある程度の経験がありましたが、地域で求められる医療ニーズは急性期病院とは異なり、一つの臓器に特化した高い専門性よりも全身をトータルで診ていく姿勢が求められます。また、ご自宅で緩和ケアを行うためにがんの終末期などに対する知識も必要でした。

地域の患者さんを総合的に支えるために必要な知識を身につけようと、研修会に参加したり、必要な専門医資格を新たに取得するなどして、自分なりに研鑽を積んでいきました。

どのような重症患者さんも断らない覚悟

診療を始めるにあたって、自分なりの診療方針を固めていく必要もありました。

最初の頃、特に強く意識していたのはどれほど重症であっても、自分の地域の患者さんは断らずに受け入れようということです。もちろん、地理的な問題でどうしても受け入れられないケースはありました。しかし、複数の合併症をもっていたり、危篤に近い状態だったりなど、いわゆる対応が難しい患者さんであっても、病院から依頼があれば決して断らずに対応しました。

たとえ自宅へ戻って数日の命しか残されていないとしても、本人や家族にとってはご自宅で過ごす時間は、何よりも大切な時間になるに違いないからです。紹介された患者さん一人ひとりをとにかく丁寧に診ていき、多くの診療を通じてさまざまな経験を積むことができました。

そんななかで、若年性脳梗塞を発症

30代後半の頃は週に1日、アルバイトの先生に代診に来てもらって一次的な休息をとりながら、全患者さんに対し医師はほぼ自分だけで、ほぼすべての患者さんに主治医として関わり、診療所を切り盛りしていました。患者さんに信頼され、感謝していただけることがモチベーションとなり、過労を感じることもあまりなく過ごせていました。

ただ、在宅医療を必要とする患者さんの容態は昼夜を問わず悪化することもあるため、まとまった休日はほぼ取ることができず、突発的に深夜のお看取りなどが入ってきて急遽《きゅうきょ》往診するなど、昼夜問わず動き続け、身体を十分に休めることができない状況が続きました。

ある日、自分の身体にまさかの異変が起こりました。朝、歯を磨いていると歯ブラシを持つ自分の手の力の入り方に違和感があったのです。そのとき39歳だった私は、まさか自分が大病をするはずなどないとおごっていたので、ちょっと休めば回復するはず、と10分ほど様子を見ていました。しかし手の動かしづらさはいっこうに改善しません。そして次第に、同じ側の足もなんとなく動かしづらさを感じるほどになりました。

「もしかしたら脳梗塞かもしれない」

内科医である自分が冷静に脳血管病変の可能性を疑うことは容易なことでしたが、反面、まだ39歳なのになぜ?と混乱状態に陥りました。

急性期病院の救急外来に出向き、ＭＲＩ検査を受けたところ、急性脳梗塞が見つかりました。即座に手続きをとり、絶対安静のために緊急入院しました。

発見も早く、早急に治療を開始できたこともあって、手足の動きは改善が見られました。そして数日後には前と同じように生活を送ることができ事なきを得ました。

しかし自分がこの大病を患った経験が、自身の生き方や診療所の運営方針に大きな変化をもたらすことになりました。脳梗塞を発症し、１週間ほど診療を休まなくてはならなくなったときには、家族に心配をかけ不安にさせてしまい申し訳ないという想いに加え、地域で診療してきた患者さんたちに1週間の休みの間に不安を与えてしまうことも大きな気がかりでした。どうにか乗り越えることができましたが、担当している医師の健康状態が急に悪化して診療を継続できなくなれば、信頼して診療を受けてくれている地域の患者さんに多大な迷惑をかけてしまう結果になるんだということを痛感しました。

退院後は、自分の健康管理により一層気を配るようになったことに加え、自身の有事の際にも周りに迷惑をかけないようにするには、どのようにしていくことがこの地域医療にとって最適なのかについて、より深く考えるようになりました。これまでのように、自院で診療させていただいている全患者さんに対し自分一人で対応し続けると、この先も休息が十分に取れない状況が続くことが予想できました。だったら、全部を自分一人で抱え込むのではなく、ともに地域を守ってくれる医師仲間をあつめて、交代で休みながら、チームとして地域医療にあたるのがいいのではないか、という結論にたどり着きました。24時間・365日を一人でカバーするのではなく、複数人の医師により夜間・休日の対応を分担することで、個人に過度の負担のない生活を送ることができますし、一人が体調を崩してもほかの医師がカバーすることが可能になり、診療を中断せずに対応することが可能となります。そうすることで、長期間地域の患者さんに対して責任のある対応をしていくことができます。それが本当の意味でのこの地域が安心して暮らしやすい町であり続けられることにつながることに気がついたのです。

自分が診てあげることが、最善の方法と思っているのは自分のおごりであった

振り返ってみると、自分が病気をするまでは、患者さんに対して自分がすべてを対応してあげることこそが、最善の価値になっている、という勝手なおごりがあったと思います。しかし改めて考えると、患者さんにとって最善な診療所とはどのような診療所なのでしょうか？

かかりつけの医師が病気となり診療が途絶えてしまっても、都市部であれば外来診療を引き継いでくれる診療所はすぐにいくらでも見つかるでしょう。ただ、それが在宅医療を受けなければならないほど体力の低下した患者さんの場合ほかの医療機関にアクセスする

こと自体が困難なため、医療が途切れてしまうことで多大な迷惑をかけることになってしまいます。

そのような在宅医療を必要とする患者さんにとって、安心できる診療所とは、たとえ平時のかかりつけの主治医が不在であっても、その診療所に連絡すれば代わりの医師がすぐに対応し、診療してくれる、という体制でしょう。このような診療所であるほうが、医師一人で３６５日すべてを対応している診療所よりも不安が少ないに違いありません。

複数の医師で休息を交代でとりながら、チームで在宅医療の患者さんを支えていけるチームを作るには、まずは同志を募ることが必要です。

幸い、自分には４つ違いの医師の弟がおり、またアルバイトに来てもらっていた研修医時代からの気心が知れた友人医師がいたので、まずこの２人に自分の想いと、チームになってこの地域をともに守ってほしいと打ち明けました。かかりつけ医としての自分の想いは、在宅医療のみを専門に行う診療所として発展することではなく、次の３つを理解してくれることを参加条件として、仲間を募っていきました。

①地域に暮らすすべての人々に開かれた診療所であること（外来診療を行うこと）
②通院が可能な時期からしっかりと患者さんの暮らしを支え、通院が困難な高齢者にも優しく、人生の最期まで伴走できる、医療者であること
③これらを個々の医師単独で行うのではなく、理念を共有したチームで実現していくこと

うれしいことに、この考え方に共感してくれる仲間が増え、都市部には珍しい、常勤医師5人規模の、発熱外来を含めた外来診療から在宅医療や終末期医療までを総合的に行う「かかりつけ医チーム」が徐々に出来上がっていったのです。

［第3章］

外来診療から在宅医療まで切れ目のない医療を実現多職種による「かかりつけ医チーム」で高齢者をサポートする

在宅医療現場の課題と対応

高齢者に対する医療は、この十数年で大きく変わりました。大きく変わったことの一つは、在宅医療が普及することによって住み慣れたご自宅や介護施設などでの終末期の療養を支える体制が整備されてきたことです。

かつて、日本では自宅で亡くなることが一般的で、約8割の方がご自宅で亡くなっていました。私の祖父が地域医療をしていた頃は、まだそうした傾向が残っていたと思います。ところが、核家族化が進み時代が変わってくるにつれ、高齢者は病院で最期を迎えることが一般的になっていきました。私が地域医療に従事するようになった2007年頃には祖父の時代とは正反対に病院で亡くなる方が全体の約8割を占めていました。

高齢者の死亡数の増加が見込まれる今後の多死社会において、高齢者を病院で看取るために原則入院で対応することになると、地域の病床は看取り期の患者さんでいっぱいになってしまいます。そのため在宅医療や在宅介護などの体制を整えて、ご自宅や高齢者施

図4　死亡場所の推移

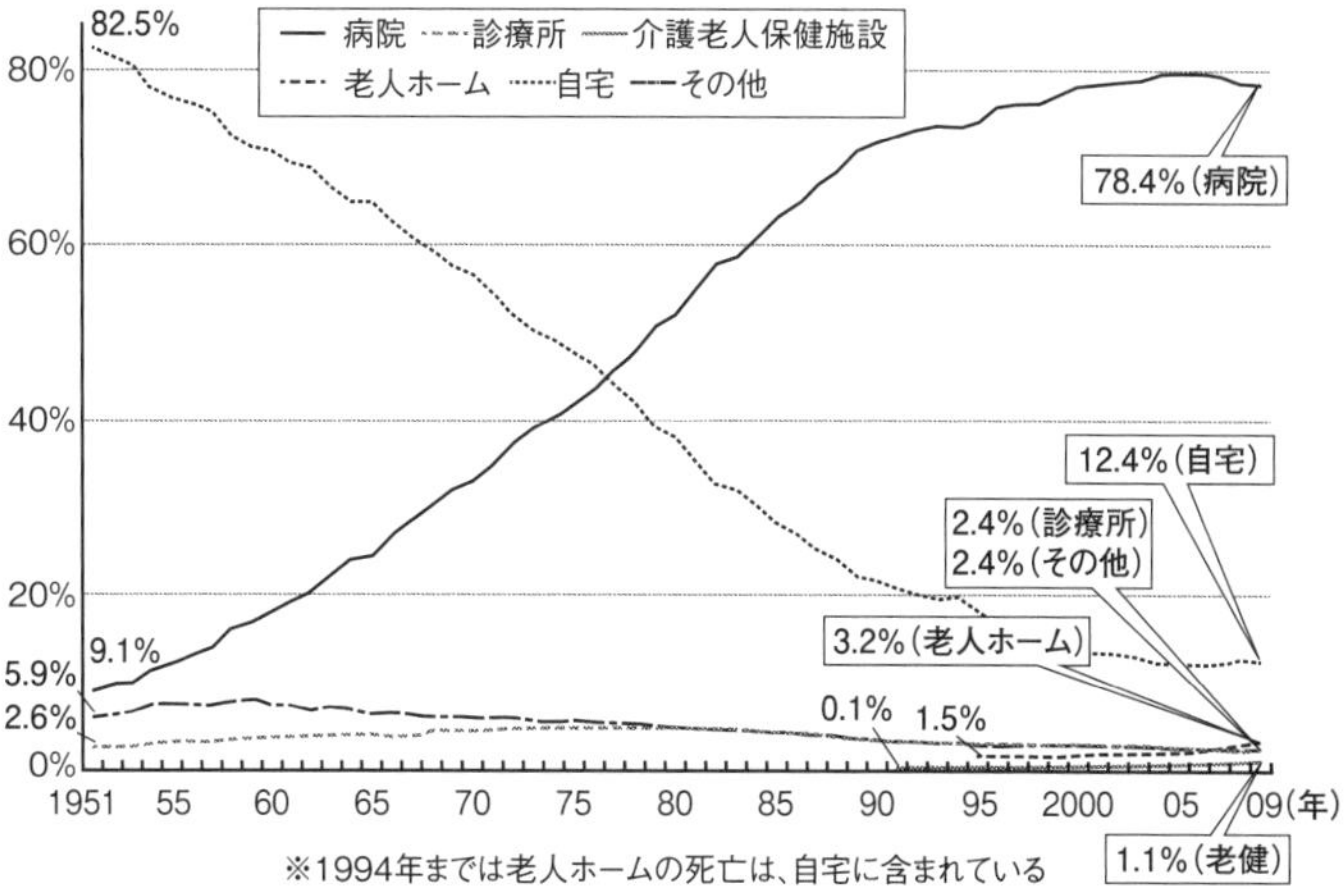

出典：厚生労働省「人口動態調査」

設など、病院以外の場所で看取りができるようにすることは日本全体で重要な課題でした。

国がこのような政策転換をした当初は、ご自宅や介護施設などの在宅療養の現場では、看取り期のケアのノウハウや経験がほとんどなく、看取りを行う在宅医療の体制も未整備だったため、終末期に救急車を呼んで救急搬送をしたり、寿命が近い患者さんの介護施設への受け入れを制限したりするなど、さまざまなところで混乱が起き、結果的には看取りのための入院を継続せざるを得ないということが全国の至るところで発生してしまいました。

このようなことに問題意識をもった全国の地域を支える医療・介護関連の多職種が、尊厳のある人生の最終段階まで質の高い支援を提供することについて議論し、研鑽を重ねました。救急医療現場での医療の重要性と同様に、終末期までの地域での暮らしを支える在宅医療や質の高いケアの重要性を各地に広めていったことで、現在では全国のほとんどの地域で、以前に比べて質の高い終末期までの医療が可能となっています。しかし、10年後には、さらに多くの高齢者をさらに少ない現役世代でコストを抑えながら支えていかなければなりません。この分野に携わる医療・介護関連の多職種は、現状に満足することなく、いかにコストをかけずに必要な医療や介護を地域に提供し、その質をブラッシュアップしていけるかも求められています。

患者さん本人の想いを家族やかかりつけ医と共有する人生会議

患者さんご本人に対し終末期までの質の高いケアを提供するためには、患者さんの想いを把握しておき、いざというときに備えておくことが重要です。患者さんの想いを確認するための考え方として、最近はアドバンス・ケア・プランニング（ＡＣＰ）という考え方が浸透してきました。ＡＣＰとは、将来の体調の変化に備えて、受けたい医療やケアについて本人を中心に家族や友人、医療・介護チームが繰り返し話し合い、本人の意思決定を支援する取り組みのことです。厚生労働省は、より親しみやすい呼び名として「人生会議」などという名前も付けています。

終末期になると自身で意思決定することや、自分の思いを周囲にうまく伝えることができない場合があります。本当は患者さん本人の意向があったにもかかわらず、事前にその想いを確認できないまま医療が遂行されてしまった場合、患者さんの尊厳を損なうことにつながりかねません。そのような状況に陥らないために、体調の悪化時に備えて、家族と医療・介護関連多職種で患者さんの想いを繰り返しうかがいながら話し合っておくことが大切になるのです。

ここで重要なのは、ＡＣＰは患者さんの想いや受けたい医療やケアについて話し合う一連のプロセスのことであり、病状悪化時の個別の医療行為の選択について、あらかじめ決めておくこととはまったく異なるという点です。終末期について事前に話し合って意思決定を支援することと、個別の医療行為を選択するかしないかをあらかじめ決めておくこととはまったく異なります。

人工呼吸器の装着や胃ろうの造設などをどうするかといった、個々の医療行為や延命措置について決めておくことがＡＣＰではありません。医療行為や延命措置について事前に決めておくことはアドバンス・ディレクティブといわれるものであり、このような希望する医療行為だけを事前に患者さんやご家族と共有しておいてもあまり意味はありません。患者さんそれぞれの人生観や、今後の体調悪化時にどのようなことを優先して医療行為を行ってほしいかなど総論的なところから話をしていき、患者さんの想いを引き出していくことが重要です。

病状が悪化した場合、個々の医療行為がどのような目的で行われるかどうかは、その時々の病状で変わります。個別の医療行為の選択を事前に決めることよりも、患者さん自身の価値観や、生きてきたなかで大切にしてきたことなど、その人の本質に関わることへの理解を深めておくことのほうがはるかに重要なのです。

このように、患者さんの想いを、話し合いの過程のなかでご家族やかかりつけ医と共有しておけば、ご自身での意思決定が困難な状況になった場合でも、ご本人の意向に近い形で、スムーズに代理意思決定をしていくことも容易になります。実際に、人生の終末期に患者さんがご自身で意思決定をできない状況になってしまったとき、このような話し合いを経ずに下される代理意思決定は、非常に荷が重い行為で、その決定をしなければならないご家族の負担は計り知れません。場合によっては、自分が下した決断について、その後も長い間悩み続けられることもあります。

患者さんの気持ちや想いを事前にご家族が知っておくことは代理意思決定の際にも役立ちます。患者さん本人が人生においていったい何を大切にしていたかを基準に考えれば、自ずとやるべき医療行為やケアが見えてきます。だからこそ、個々の医療行為ではなくまずは患者さん本人が人生で大切にしていることを中心に、みんなで繰り返し話し合っておくことが重要なのです。

私自身は、ＡＣＰなどと題してかしこまって話し合いの場をもつというよりも、まず患者さんと信頼関係を築いたうえで対話を重ねていくことからはじめます。このような話し合いはともすれば暗い話になりがちなので、最初は世間話など、患者さんがリラックスした心境で、ご本人の本来の想いを話しやすい雰囲気をつくることが重要です。その後タイミングを見計らって今後の対応について、ご本人の気持ちを少しずつ確認していきます。

そのときも、体調や気分の変化などを尋ねる一般的な会話をしながら、もしも意識がなくなって自分では何も考えられなくなったら誰に代理で意思決定をしてもらいたい？あるいは病状が仮に終末期の状態となったら、どこで最期を過ごしたい？などについて少しずつ考えを引き出します。

かかりつけ医に求められる患者さんのご家族に対する心のケア

在宅医療にも携わる、かかりつけ医は、患者さんご本人だけではなくご家族の心のケアも

図5　最期を迎えたい場所

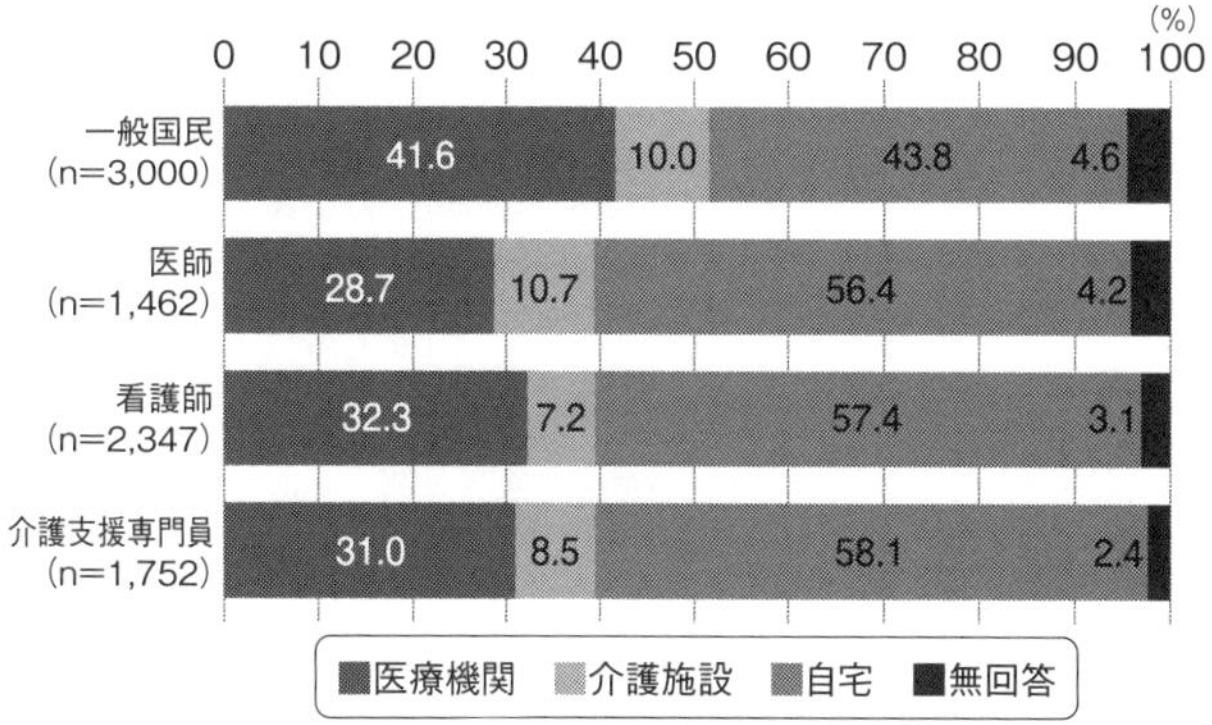

出典：厚生労働省「人生の最終段階における医療・ケアに関する意識調査　報告書」より

担います。なぜなら、患者さんご本人が在宅療養を望んでいても、ご家族にそれを受け入れるお気持ちがなければ、患者さんご自身の願いを叶えてあげることができにくくなってしまうからです。多くの方が人生の最期は自宅で過ごしたいと願っている一方、自分の家族には迷惑をかけたくないとも考えています。

厚生労働省の「人生の最終段階における医療・ケアに関する意識調査　報告書」では、人生の最終段階の過ごし方について、病気で治る見込みがなくおよそ1年以内に死に至るとき、末期がんと診断されて呼吸が苦しいとき、重い心臓病と診断されて呼吸が苦しいと

図6　自宅以外で最期を迎えたい理由（一般国民）

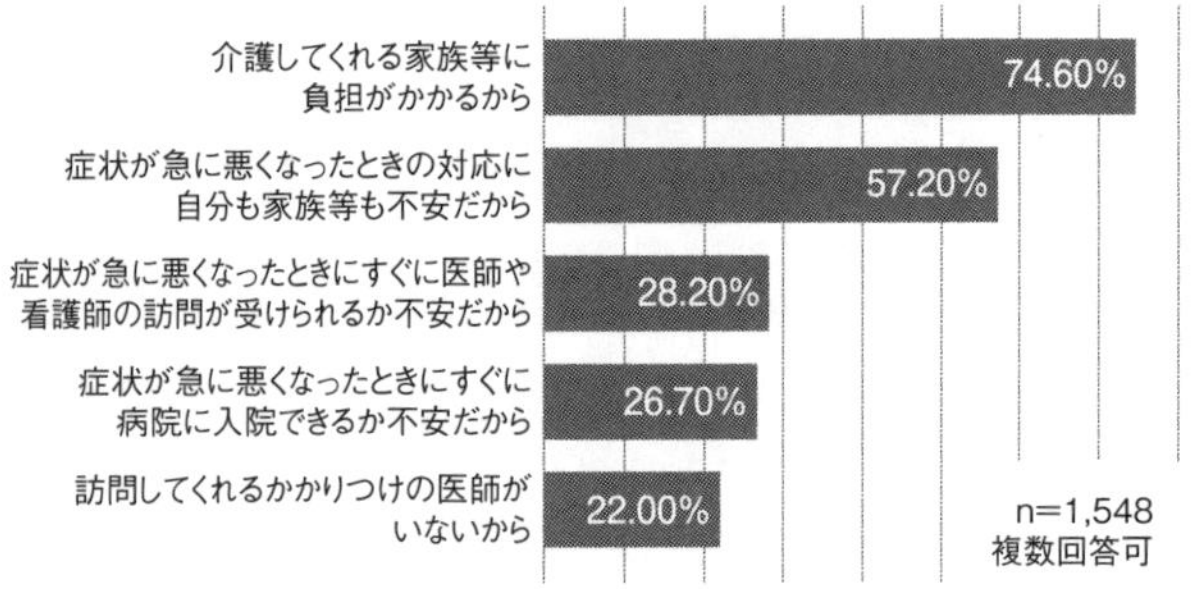

出典：厚生労働省「人生の最終段階における医療・ケアに関する意識調査　報告書」より一部抜粋

き、認知症と診断されて自分の居場所や家族の顔が分からない状態のとき、などいくつかのパターンに分けて、一般国民や医師、看護師、介護支援専門員のそれぞれに調査しています。

それによると病気で治る見込みがなくおよそ1年以内に死に至るとき、最期を迎えたい場所は「自宅」がトップで、一般国民の43・8%、医師のうち56・4%、看護師のうち57・4%、介護支援専門員58・1%が自宅が最期を迎えたい場所であると回答しました。

一方、自宅以外で医療や療養を受けたり、最期を迎えることを希望した人にその理由を尋ねたところ「介護してくれる家族等に負担がかかるから」がほかの理由を大きく引き離してトップでした（複数回答）。また2番目の理由も「症状が急に悪くなったときの対応に自分も家族等も不安だから」となり、やはり家族に心配や迷惑をかけたくないという気持ちを多くの方が強くもっていることが分かりました。

これを言い換えると、家族に心配や迷惑をかけさえしなければ、本音では自宅で最期を過ごしたいと考えている人はもっと多くいるはずなのです。そして、ここにこそかかりつけ医がもっと深く関わっていかなければなりません。患者さんやご家族が、在宅での療養が不安とならないよう温かみのある言葉でご家族を勇気づけ、病状が悪化した際にはそばに寄り添い不安な想いを傾聴していくこともかかりつけ医の重要な役割なのです。

地域の医療介護関連多職種で、患者さんやご家族の命綱の役割を！

患者さんやその家族と話し合って在宅療養を開始するときに「家族として家に連れて帰ってきて看てあげたいけれど、最期まで看られるかどうかが心配」という、ご家族の気持ちにも寄り添うことが重要となります。在宅での介護に不安でいっぱいなご家族に対しては、「いざとなったら私がかかりつけ医としてきちんと介護施設や病院に引き継ぐから、今の時点で先のことを心配しすぎる必要はありません。在宅での介護が無理だと感じたらいつでも僕に伝えてください」と丁寧に伝えておくのです。こういう説明は、介護に不安を覚えているご家族の気持ちを軽くします。在宅介護の経験のないご家族は、在宅で介護をするにあたり大きな不安を感じていることがほとんどです。本当ならば訪問診療や訪問看護などの社会資源のサービスを使えば自宅で生活を続けることができる病状であっても、何かあったときにどうすればよいかが不安で在宅での介護を諦め、最初から病院や施設での療養を希望されていることもあるのです。そのようなご家族に対しては「いざとなれば、私たちがいるからいつでも頼ってください」というメッセージを伝えることで、不安を小さくすることができる場合もあります。これにより「いよいよ本当に自宅での介護が難しくなったら、かかりつけ医に相談すればいい」と心に余裕をもってもらえ、だったらできるところまで頑張ってみようという気持ちになっていただける場合もあります。その後そのまま自宅での看取りまでたどり着くケースも少なくないのです。

　このように最初は先行きへの不安から自宅での介護は無理だと考えているご家族が、最終的には自信をもって看取りまでの支援を行えるようにするには、かかりつけ医が在宅療養の現場においても命綱のような役割を果たしていけるかどうかがポイントになると思います。

誰しも経験したことのないことにチャレンジする場合、最初の一歩を踏み出すことには勇気がいります。高いところに張り渡された1本の綱を渡っていかなければいけないような心理状態であり、みんな一歩めで足がすくんでしまうでしょう。見ないように見ないようにとしていても眼下に広がる光景が目に入ってしまって、そのまま転落してしまう恐怖によって一歩も足を踏み出せなくなるに違いありません。

ここで一歩踏み出せるかは命綱があるかどうかにかかっているともいえます。もしも目の前に1本の命綱があれば、恐怖を感じながらもなんとか足を踏み出すことができるかもしれないのです。

このように在宅療養の現場でかかりつけ医を含めた多職種での医療チームが、この1本の命綱のような役割になれれば、患者さんやそのご家族も在宅での生活に安心して踏み出せることにもつながります。地域医療を担う医療、介護の専門職は、自分たちが患者さんの命綱のような存在にならなければいけないことを忘れてはならないのです。

在宅療養をしている高齢者のかかりつけ医は救急医療のゲートオープナー

終末期に差し掛かった在宅療養をしている高齢者の場合、急な体調変化がよく起こります。例えばそれまで元気に過ごしていた方が、前兆もあまりない状況で急に失神することがあります。

この原因の多くは、神経調節性失神で交感神経と副交感神経のバランスが崩れることで血圧が急低下し、気を失ってしまう状況というものです。高齢者だけでなく若い方にも起こり得ます。神経調節性失神の場合、血圧が低下するのは一時的なもののため、患者さんを臥床《がしょう》させて様子を見ていれば、数分以内に意識が戻ることがほとんどです。

救急車を呼んだとしても、到着する頃には意識が戻っていることも多くあります。ただ、自宅にいる高齢者にこういう症状が起きたとしたら、ご家族は動揺して救急車を呼んで大きな騒ぎになるかもしれません。このようなときに、かかりつけ医にすぐに連絡が取

図7　かかりつけ医の「ゲートオープナー」機能

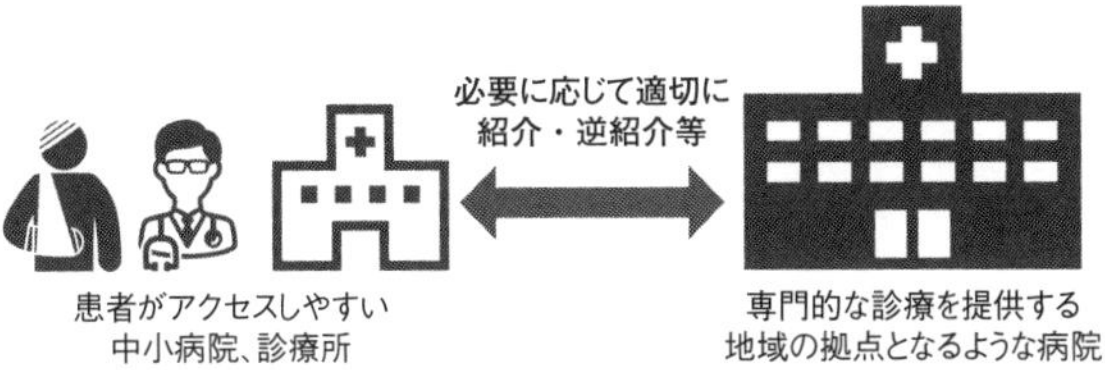

出典：宮武剛「『ゲートオープナー』は育つか」（福祉フォーラム・ジャパン「福祉新聞」2016年3月号）

れる状況であれば、ご家族には救急車を呼ぶ前にかかりつけ医へ連絡するという新しい選択肢が生まれます。

そこで私たちが救急隊の代わりにご家族から状況を聞き取れば、適切な指示を出すこともできるようになるのです。医師や看護師などによるご家族への病状の聞き取りで呼吸をしていることなどが確認できれば、電話口で様子を聞きながら「足を高い位置にして頭に血流が行くようにして」などの必要な指示を出すことができます。

この場合だと、おそらくこうしながら様子を見ているうちに、数分程度で顔色が良くなってきて、普通に会話ができるまでに回復していくでしょう。

また脱水症状などからくる体調不良も、終末期に差し掛かった高齢者にはよく起こります。若い人に比べて全身の水分量が減っていることに加えて、喉が渇いているのにそのことを自覚しにくくなるなど、さまざまな理由から脱水症が起こりやすくなります。

このような状況で、普段に比べて受け答えが悪いなどの様子の変化があると、相談する先がない場合は、ご家族が脳卒中などの何か恐ろしい病気になっているのではないかと判断して救急車を呼んでしまうこともあるでしょう。

このような患者さんの場合でも実際には、かかりつけの医師が診察し、初期評価を行い、脱水症の可能性を念頭に点滴などの初期対応をすることで、救急車で救急病院までいかなくても、かかりつけ医の行う処置のみで、普段どおりの状況に回復することがあります。

このように高齢者の病状の悪化時の救急搬送事例を最小限にするためには、普段から患者さんの状況を把握している、かかりつけ医や看護師が、患者さんやご家族と連携し、体調悪化時の連絡手順などを平時から確認しておき、体調の変化の際には、まず地域のかかりつけ医に連絡をとり本当に救急医療が必要な患者さんかどうかを見極めることで、不要不急な救急車での救急外来への受診を最小化させることの一助になるのです。

このように地域の高齢者を支えるかかりつけ医は救急医療のゲートオープナーの役割を果たすことが期待されています。

在宅療養をしている高齢者の入院の際の病院への引き継ぎは、より丁寧に

しかしながら、地域で過ごす生活基盤が脆弱な高齢者に対し、すべて地域のかかりつけ医による医療で完結できるわけではありません。かかりつけ医の診察や、緊急の相談などで、救急医療での対応が必要と診断される患者さんも多数いらっしゃいます。そのような患者さんを高度医療機関に紹介する際は、その患者さんの背景や普段の生活の様子などについて、多くの情報を病院と共有しなければなりません。

これらの情報は、重い病気を患って入院した患者さんの治療方針を立てるうえでも、貴重な情報となります。

既往歴や現病歴、検査結果などの情報だけにとどまらない、患者さんの人生にまで踏み込んだ深い情報共有を行えば、おのずと急性期病院の救急外来で対応する医師も、治療方針が決めやすくなるでしょう。

例えばその患者さんは普段どのように生活しているのか？どんな思いを大切にして暮らしてきたのか？また、ご本人による意思決定が困難な状況になった場合に、誰に代理意思

決定を行ってもらうことを希望されているか？なども大切な情報です。あるいは普段は自力で歩けるのか？手助けすれば歩けるのか？それとも普段から車椅子でなければ移動できない状況の体力であるのか？なども、かかりつけ医から病院の医師に伝達すべき重要事項です。このような医療情報を急性期病院で治療にあたる医師と共有する手順を踏むことで病院側の医療者との連携が一層強固なものになっていきます。

退院時のかかりつけ医と急性期病院の引き継ぎの重要性

急性期病院との深い情報共有によってもたらされる有機的な医療連携は、病状が安定し、病院から地域に退院するときにも重要になります。入院により体力が低下した患者さんが退院して在宅療養に戻るときには、患者さんをとりまく環境の調整などさまざまな準備が必要となります。

そのため、退院時に行う病院側の医療従事者から地域医療側の医療従事者への引き継ぎの場として、近年は退院前カンファレンスというミーティングの場が設定されるようになりました。このカンファレンスには、入院している病院の医師や看護師、ソーシャルワーカーなどのスタッフに加えて、退院後、在宅での療養を支えるかかりつけ医や看護師、ケアマネジャーなど複数の職種が参加します。現在の病状や退院後の治療計画、退院後に利用する介護サービス、患者さん自身やご家族の気持ち、気がかりなことなど、さまざまな事案について話し合います。

コロナ禍をきっかけに、退院前カンファレンスがオンラインでも開催されるようになったため、在宅医療で患者さんを引き継ぐ医師が以前のように入院先の病院まで出向くことなく、退院前カンファレンスに参加できるようになりました。退院することによって患者さんをとりまく環境は大きく変わるため、事前にしっかりすり合わせをしておくことはとても大切です。

また、病院の医師や看護師と、かかりつけ医や訪問看護師との間で、患者さんに対する今後の病状悪化時の役割分担についても話し合いで共通認識をもっておくことが重要になります。

特に急性期病院で十分な体調の回復が得られず、人生の最終段階に差し掛かっていると診断された高齢者が、住み慣れた地域で残された時間をできるだけ快適に過ごすためには、すべての病気をくまなく治療していくという視点よりも、患者さんの負担を最小限にするために罹患している複合的な疾患に優先順位をつけて投薬なども最小限に集約し、生活を支える視点をより明確にもつことが、このような終末期に近い高齢者の在宅療養への復帰の際には重要となります。

今後の暮らしのなかで体調の悪化があった場合、どのような対応をかかりつけ医に望んでいらっしゃるのかなどの事項について何よりもまず患者さんとよく対話し、医療の専門家として患者さんの意向に最大限配慮しながら、助言していくことが求められます。

人生の最期まで食べることを諦めさせない食支援、かかりつけ医のサポートの重要性

また在宅療養のなかで老衰が視野に入る状況になっていくと、自然と食が細くなっていくことが多く見受けられます。このような状況下で誤嚥《ごえん》性肺炎などの呼吸不全で入院され、しばらくの間、禁飲食などの期間があると、もともと弱っていた嚥下《えんげ》に関連する筋肉はさらに衰え、食事を再開させるかの病院内での評価では経口摂取は不能であり、胃ろう

などの代替栄養を行って十分な栄養投与を行わない限り、生命の安定的な維持ができないという診断に至る場合もあります。

このような診断を受けた患者さんのなかで、胃ろうなどでの栄養投与を拒否されて、ご自宅での看取りを視野に病院から退院されてくる患者さんのなかには、退院後に在宅の現場で再評価すると、意外にも食べられないという評価が間違いであったという方も一部いらっしゃることが分かってきました。

なぜなら、食べられないという理由には、老衰的変化での消化管の機能不全以外にもさまざまな要因があるからです。口腔内の衛生状態の改善のための口腔ケア、義歯の調整、医師や歯科医師による嚥下内視鏡検査などを用いた適切な食形態の評価、食事時の姿勢の見直し、食事介助者への食事介助の技術指導など、食べる一連の動作のなかでの改善可能な部分を見つけ、それを在宅の現場で実践することで、病院では食べることが不可能と診断されても実際には食べる力が回復する方もいらっしゃいます。

そして食べることが可能となれば徐々に栄養状態も改善し、栄養状態の改善により免疫力も上昇し、老衰と一度診断されたのちも数年単位で長期に生存される患者さんさえいらっしゃいます。

このように病院から退院される患者さんには、入院先の環境からご自宅での環境に戻られることで、患者さんの食べる力が回復することもあるので、かかりつけ医が食べられないという理由で看取りを視野に退院する患者さんの在宅療養を受けいれるにあたっては、入院先の病院での診断をうのみにしすぎず、病状の回復への期待を諦めずに対応していくことも重要です。病院で上手に食事を食べられなかったからといって、全症例を看取りという方針とするのは、乱暴な対応と言わざるを得ません。一人ひとりの患者さんの残された食べる力を在宅の現場で最大限引き出してあげることも、退院後に在宅療養を始める患者さんの治療を担っていくかかりつけ医の役割でもあるのです。

認知症になっても住みやすい地域づくりを!
診療の場を超えた地域活動の場でのかかりつけ医の貢献

超高齢社会になり認知症を患う患者さんの数も増加し、2025年には65歳以上の方のおおよそ18・5%にあたる約675万人の方が認知症に罹患すると推計されています(内

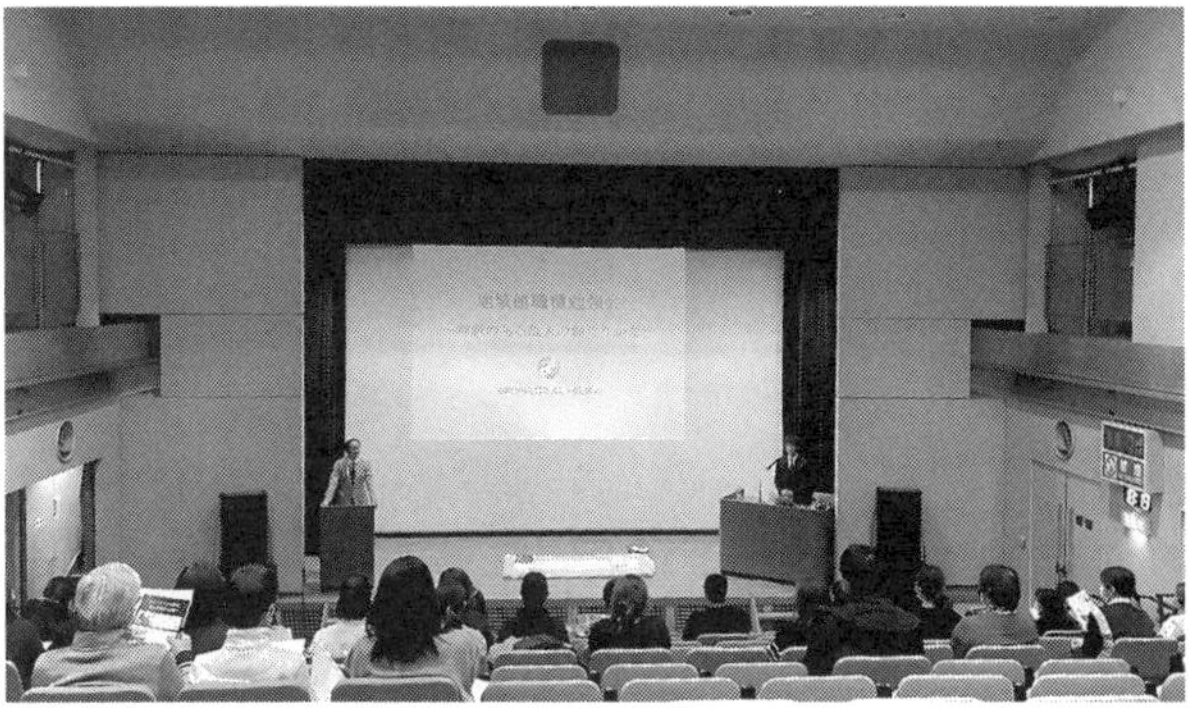

地域多職種勉強会の様子

閣府「平成29年度高齢社会白書」より）。

このように認知症の方が増えてくると、認知症当事者やそのご家族が、その罹患を特別なことと考えてひけめのないお気持ちで過ごしていただけるよう、家族のみで問題を抱え込むのではなく、地域全体で認知症の方々を支える仕組みづくりが重要になってきます。認知症は、高齢者人口が増えてくればくるほど、罹患する方は必然的に増えます。

しかし認知症になったら人生は終わりだ、認知症になってしまった人を社会から分断しようという差別的な考えはあってはならないことです。認知症を患うことは特別なことではないこと、他人事ではなくいつの日かは自分事になり

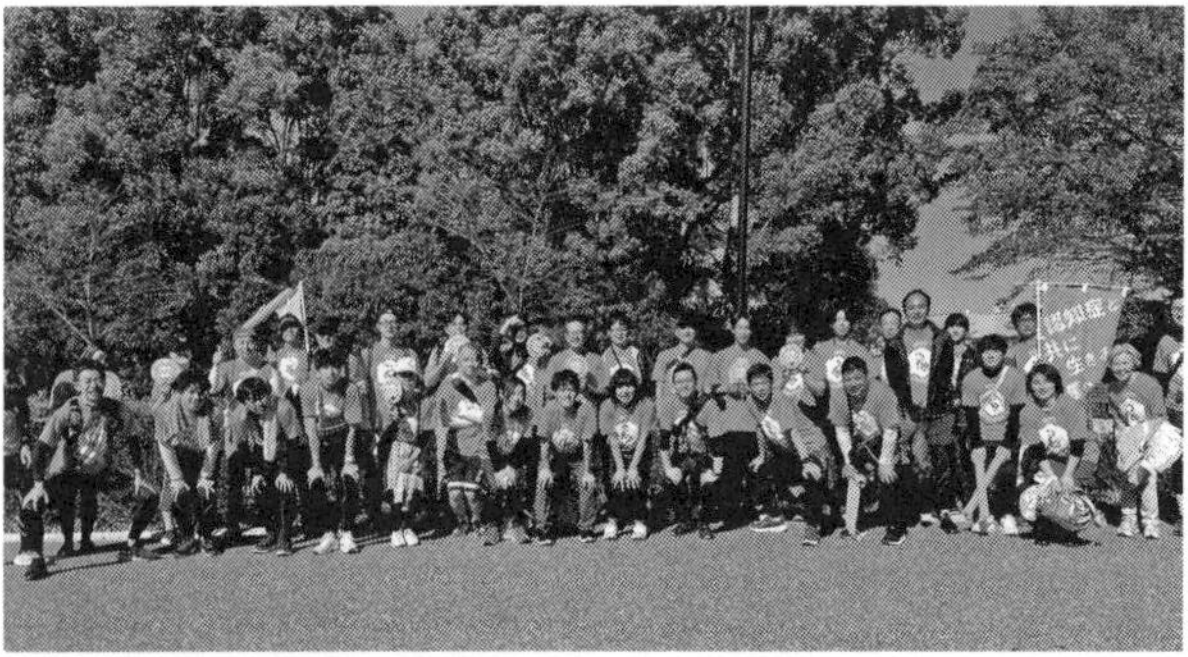

かかりつけ医として参加する地域活動「Run 伴 ねりま」

得ること、認知症になっても地域で社会に溶け込んで暮らしていく権利をもっていることなどの理念を地域全体に普及させる取り組みとして、自院のある練馬区関町とその周辺地域で、２０１６年に地域の医療介護関連多職種とともに「おたがいさまの会」という組織を立ち上げました。

この会では、認知症当事者の方や、その介護にあたる方が社会から孤立しないような居場所づくりとして、定期的に、飲食をともにする会合や、認知症の方々が住み慣れた地域で暮らしやすくするための勉強会の開催など、さまざまな取り組みを継続しています。

また認知症の方を支援する地域資源マップの作成も行い、何度か改変を重ねてきました。また認知症になっても地域に溶け込んで認知症のない方とともに地域で暮らしていけるような街づくりをしていくことに賛同していただける練馬区内の同志を募り「Run 伴 ねりま」というイベントを毎年開催し、練馬区内の各所から練馬区内最大のテーマパークであるハリーポッターの聖地、スタジオツアー東京まで最大約10キロの距離を皆でジョギングするイベントも行っています。このようなイベントに地域のかかりつけ医が積極的に参加し、診療というフィールド以外でも高齢者やハンディキャップをもつ方々が地域で暮らしやすくしていくことに協力をしていくことは、かかりつけ医自身も地域の構成員であるがゆえに重要な責務であるのです。

住み慣れた家で最期まで暮らしたい
高齢者の看取りと看取り後のグリーフケア

地域医療の現場に飛び込んでから約17年が経ち、人生の終末期を自宅でお過ごしになり、ご自宅で旅立たれる患者さんにも多々向き合ってきました。かかりつけ医として在宅医療での看取りまでの診療に携わっていると、患者さんにとって納得の自宅での最

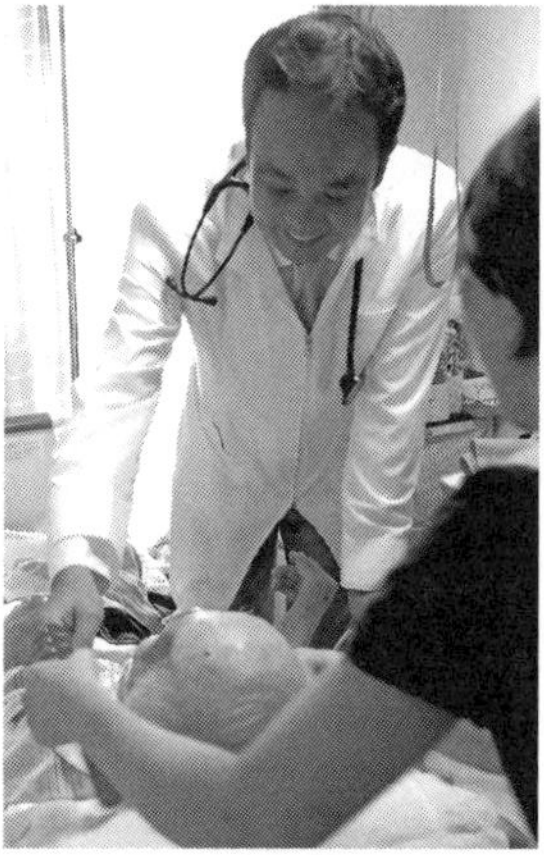

在宅医療の様子

期であっても、旅立ちを支えてきたご遺族は、患者さんが亡くなったことに対する喪失感などで気持ちに大きな変化があるものです。これを悲嘆反応といい、ご遺族の誰にでも起こりうる当たり前の心の反応です。悲しみや怒り、抑うつなどの心理状態の段階などを経て、多くのご遺族は悲嘆反応から徐々に立ち直られていきますが、やはり悲嘆反応からの回復が遅れ、抑うつ症状や不眠などの症状で長い期間悩まれる方々もいらっしゃいます。

かかりつけ医の仕事は看取りの現場で患者さんの死亡宣告をして、任務はすべておわりというわけではありません。お亡くなりになったあとご遺族ともコンタクトをとり、ご遺族へのグリーフケアを行い悲嘆反応からの回復への手助けを行うこともかかりつけ医の役割の一つです。人生の最終段階を伴走した医療者とのコミュニケーションで、ご遺族の悲嘆を少しでも軽減することが、看取りに関わる医療者には求められているのです。

看取り後の、質の高いエンジェルケアの重要性

患者さんの看取りの現場では、かかりつけ医自身が死亡確認後に、エンジェルケア（亡くなられた患者さんの死後処置、死化粧などの行為）に携わることはあまりありません。ただ、かかりつけ医として携わってきた患者さんが、お亡くなりになったあと、生前の故人の面影を感じ取れるような綺麗な表情で火葬までの時間を過ごしてほしいという想いは、ご遺族と共通のものでもあります。お亡くなりになったあと、火葬の時まで、ご遺体を生前の元気なときに近いお顔で安置できれば、ご遺族にとって、故

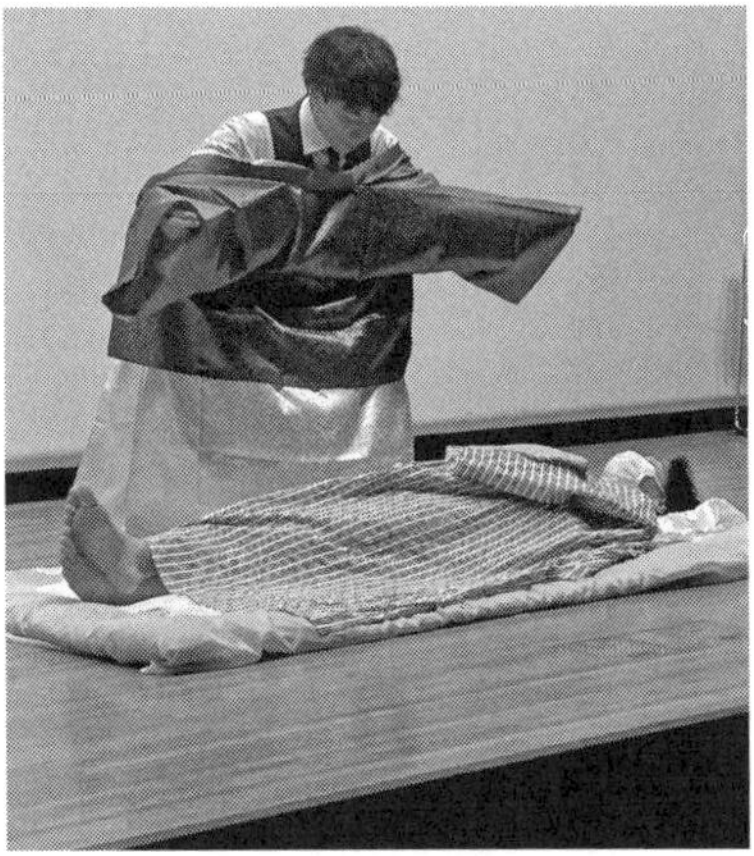

エンジェルケアの地域研修会
納棺師による納棺の儀の実演風景

人とのお別れの時間をよりよい時間にすることも可能となるでしょう。

質の高いエンジェルケアを地域に普及させていくために、自院では死後処置のプロフェッショナルである納棺師や葬儀関連職種を地域に招き、医療介護関連多職種でエンジェルケアの研修会を行っています。終末期の質の高い緩和医療と、看取り以後の故人に対する尊厳のあるエンジェルケアを一貫して行うことで、より質の高い看取りになることが期待できますので、このような研修の場が全国に普及していくことを願っています。

かかりつけ医の地域医療現場のさまざまな風景

私が地域医療の現場で働くようになり17年が経過しました。その間、数え切れないほど多くの忘れられない患者さん方と出会ってきました。長い間外来に通われていて、通院が難しくなってからは訪問診療に切り替えて、最期は家族に囲まれて自宅で看取った患者さんもいらっしゃいます。あるいは親子孫3世代にわたりかかりつけ医として受診してくださっている方もいらっしゃいます。多くの患者さんと出会うなかで、最近は、むしろ私自身が地域のかかりつけ医として、患者さん方に育てていただいているという気持ちを強くもつようになりました。

患者さんとの思い出を挙げればキリがありませんが、実際に関わらせてもらったなかでも印象的な方々をご紹介させていただきます。

外来に定期的に通院されていた高齢者が体調悪化により一時的に往診などで対応し病状が回復した例

当時85歳の女性Xさんは関節リウマチと高血圧、糖尿病を罹患しており、当院をかかりつけ医にして通院されていました。平時は、介護保険制度を利用していますが、要支援レベル（歩行も可能で、一人で外出もできる程度の身体状況）であったので、外来への月1回程度の定期通院で診察を受けていただいていました。

そんなある日、Xさんのご家族から診療所に電話があり「ここ3日ほどなんとなく元気がなく、普段より食欲もない。水分などはなんとかとっているが、このまま様子を見ていても大丈夫でしょうか？」という連絡がありました。臨時の診療に来院してもらうようにお伝えしましたが、活気がなく自院まで歩いて10分程度の道のりを連れていくのも難しいとのことでした。そのため、平時のように外来診療に来ていただくのではなく、往診にうかがって状況を把握することにしました。

　お宅にうかがうと、Ｘさんは自分の寝床から自力でなんとか起きてきて、食卓の椅子に腰掛けられる状況だったため、そこで診察を行いました。右肺に聴診で異常があり、Ｘさんの自覚症状としては発熱の自覚はなかったのですが、往診時の検温では37・８度の発熱があり、ご自宅で行った血液検査では感染症の所見と、脱水症を裏付ける検査結果を認めました。自宅で測定した酸素飽和度は94％と正常よりやや低いことをあわせ、軽い肺炎を起こしている状況と診断しました。Ｘさんは、脱水症状でやや活気がなく、日常動作でも強い倦怠《けんたい》感を感じ、平時よりも尿量も減っている様子でした。

　しかし、Ｘさんとご家族は、入院してしまったら体力が弱ることを懸念されていたため、自宅で抗生剤の点滴と、１日１０００ミリリットル程度の脱水を補正する点滴をしてみることを提案したところ、その治療を受けることを快諾されました。

　その後は連日計画的に在宅医療を行うこととし、点滴治療を自院の医師と看護師で連携して対応しました。この数日の点滴治療を行ったところＸさんの容態は無事に回復し、１

週間程度で平時の状況に戻ることができました。この方は一時的に肺炎により脱水症状に陥り体力が低下したため、かかりつけ医が往診して以後、在宅医療を迅速に提供できたことで、入院することなく、肺炎を治癒することができたのです。

このように、平時は通院ができる体力の高齢者でも、なにか病気を併発したときに、一時的に診療所の外来に来院されることが難しくなることがあります。かかりつけ医が往診や訪問診療にも対応していることは、このような患者さんが入院治療を避けることの一助になり得るのです。かかりつけ医が、往診を行い、比較的病状が軽い高齢者の1次救急医療に携わってこそ、救急病院の混雑を避けることが可能となるのです。

在宅医療が一時的に必要となったものの体力の回復に伴い、診療所への外来通院が可能になった患者さんの例

85歳の女性Yさんは別の診療所で通院加療を受けていて、その診療所の医師をかかりつけ医にしていました。その後、尿管がんが見つかり、かかりつけ医を介して基幹病院を

紹介され手術を受けることになりました。幸いがんは完全に切除され、順調に回復し退院可能な状況となりましたが、1カ月近い入院の間に手術後の食欲低下の影響で体重が5キロほど減少してしまったのです。その結果、下半身の筋力が低下して入院前は普通に歩ける状況であったにもかかわらず、退院時は数メートル、人の介助のもとで歩くのがやっとになってしまいました。このような状態なので、以前通院されていた外来診療しか提供していない診療所には通えなくなってしまい、自院で訪問診療を引き受けることになりました。退院後、さっそくYさん宅で訪問診療を開始しました。ご本人は「入院中のご飯はおいしくなくてね。とっても味気なくて娘が作ってくれるご飯とは全然違うので、いつも半分以上残してしまっていた」とのことでした。入院中十分な量の食事がとれなかったことで痩せてしまい結果的に下肢の筋力が落ちて歩けなくなったご様子でした。

そこで私はYさんご本人とご家族にとにかく十分なカロリーを摂取して体重を増やすことが重要だと説明しました。具体的には栄養療法の基本を指導し、体重が増えるような食事プログラムを組み、それと同時に理学療法士の訪問を手配して下肢の筋力をアップさせる訓練を処方したのです。その結果、Yさんの栄養状態は改善し、筋力もアップし、退院後1カ月で安定した歩行が可能になりました。

　歩行が可能となり通院に障害がなくなれば、自宅に医師が訪問しての在宅医療も不要になるため、Yさんへの訪問診療は退院当初からの2カ月間で終了することができました。将来、もしも通院が難しくなったときには、再度訪問診療での対応に戻すことを約束し、それ以降は診療所の外来へ通院してもらうことになりました。

　このように一時的に訪問診療が必要であっても、病状が安定して体力が回復すれば、外来通院に戻すことも、外来診療から訪問診療まで幅広く行う診療所であればこそ可能になります。もし術後の退院時の受け入れ先が訪問診療しか提供していない在宅医療専門クリニックであれば、逆に今度は歩行が可能となり元気になっても、そのクリニックの訪問診療を受け続けるか、外来通院での診療を受けられるほかのかかりつけ医を探してさらに転医せねばならず、極めて煩わしい状況となるところでした。外来診療と訪問診療の両方を提供できることは患者さんの体調の変化への対応がしやすいというメリットが大きく、患者さんを中心とした効率的な医療を提供できることにつながるのです。

長年通っていただいた医師――患者関係があるからこそ、人生の最終段階の意思決定支援が円滑になった例

どのように最期を迎えたいかということはその方のそれまでの生き方が大きく影響します。幸せな最期と一言でいっても、何をもって幸せと感じるかは人それぞれです。だからこそ、人生の最終段階を支えるかかりつけ医は、患者さんの人生にそれまで長く伴走してきた医師であることが理想であると信じています。このように強く感じた患者さんとのエピソードもありました。

Zさんが当院に初めていらっしゃったのは、81歳のときでした。脳梗塞の後遺症や大動脈解離の罹患後、高血圧、保存期の腎不全で、自宅よりやや遠方の大病院まで通院され、継続的な投薬を受けながら療養されていました。

80歳を超え、徐々に人生の最終段階を意識されるようになったとのことで、自宅近隣の診療所をかかりつけ医にしたいというご意向があり、自院に来院されるようになり、院内

の雰囲気を少しずつ感じ取ってもらいながら過ごされていました。最初の約3年ほどは通院は、区民健診やワクチン接種などだけで、継続処方などは以前から通院していた病院から受けていたのですが、84歳を過ぎた頃から、遠方への通院が本人にとって負担が重くなり、脳梗塞後遺症、大動脈解離再発予防治療、高血圧、腎不全の治療を含めて、総合的に自院に任せたいという意向をうかがい、転医されてきました。

　このＺさんは現役時代、銀行の管理職などを歴任されていた方で、非常に聡明な方でした。月に1回程度の診察の際、ご本人の現役時代のご活躍のご様子や、会社をリタイアしたのち、ご夫婦で仲睦まじくたくさんの旅行をされたこと、趣味のハイキングや草花の観察などを楽しまれていたことなど、体調以外のことも平時の診察のなかで、かかりつけ医を引き継いだ私に、たくさん話してくださいました。人生の最終段階を任せる医師に対し、自分の生きてきた人生の物語や、現在の価値観などを患者さん自身が伝えておくことは今後さらに年月が経ち、いざ人生の最終段階に入ったときに、患者さんご自身がスムーズにかかりつけ医に身を委ねることにつながります。そういったお気持ちも診察の際の話の様子から感じ取りながら、時間の許す限りＺさんの話に耳を傾けました。幸いなことに

Zさんの体調は安定していて、その後も入院になるような大きな病気の悪化もなく日々過ごされていました。

85歳のとき、一度肺炎を発症しましたが、数回の往診での抗生剤投与などの治療で治癒し、回復後は継続した在宅医療を必要としないほどに元気になられ、以後もかわらず自院への通院を続けられていました。

肺炎は改善したものの、持病の腎不全がその後少しずつ悪化し88歳になられたときには1年以内に人工透析をしなければ、腎不全が原因で寿命を迎える可能性が高いところまで病状は悪くなっていました。Zさんご自身は「もう十分生きたので、腎不全が進行した際には、それを寿命と考えたい」ということを何気ないお話のなかでおっしゃっていましたが、いよいよ腎不全が進行し透析をしなければ生命を維持できない状況が目前に迫ってきたため再度ご本人の意向を確認する意味で話し合いをもちました。Zさんがご年齢の割にお元気であったことや、身体機能の低下もそれほどない状況の方であったため、「年齢が88歳だからと言って、透析を諦めなくちゃいけないということはないですよ」と、透析さえ行えば、まだ数年は元気に暮らしていける見込みがあることをかかりつけ医の見解としてＺさんにお伝えしました。これを受けての患者さんの最終的な判断は「もう十分生きたので、透析までして命を延ばすことは希望しない」とのことでした。またこのご意向と合わせ、いくつかのご要望をかかりつけ医の私にお伝えくださいました。

- 信頼するかかりつけ医のもとで最期は看取ってほしいこと。
- 腎不全が悪化して身の置き所のないだるさが出現してきた際は、苦痛を最大限取り除くための緩和医療を受けたいこと。
- 住み慣れたご自身の家で最期を迎えたいこと。

自身の気持ちを整理されたうえで、かかりつけ医の私に時間をかけてしっかり語ってくださいました。私が、「承知しました。今後腎不全が悪化して、体調が不安定になって通院が難しくなってきたら、在宅医療に変更して訪問診療にうかがいますから、そのような状況になったらご自宅で体調を確認していきましょう。そしていよいよ強いだるさを感じるようになってきたら、しっかりと眠り薬の注射も使って苦痛を取り除きます。安心してお任せください」とお応えしたとき、Ｚさんは心からの安堵の表情を見せてくださいました。

その後、数カ月は変わらず外来に通院され、経過を見ていましたが、腎不全がいよいよ進んで食欲も落ちてきた頃、「先生、いよいよ家で診察してもらわないといけないときが来たかもしれない。忙しいところ申し訳ないが、次の診察は先生の来られるときでいいので往診にしてほしい」というお話を受けました。その後1カ月間程度、訪問診療で本人の苦痛を取り除く治療を継続しました。その後も腎不全が悪化し、尿毒症の症状が出現し、いよいよ旅立ちの時を迎えました。ご本人は今日もう寿命を迎えることを悟ったのだと思います。お亡くなりになる当日の診察時に、「先生方のおかげで納得の最期になったよ。先生、本当に本当にありがとう」と涙ながらに感謝の言葉を述べてくださり、その1時間後に、天国に旅立たれました。

訪問での診療は、自院にかかりつけ医として通っていただいた8年間のなかで最後のほんの1カ月程度でしたが、8年間のなかで患者さんとの信頼関係が構築できていたからこそ、最期までお付き合いでき、地域医療に携わるものとして、この上ない経験をさせていただけた方でした。

このような症例からも分かるように、地域医療におけるかかりつけ医の役割は訪問診療での在宅医療だけでも、外来診療だけでも不十分です。病気になった人の身体の状態に応じて、外来診療が適切であれば外来診療で対応し、訪問診療が適する病状になったならば訪問医療で対応するのが本来の在り方です。訪問診療と外来診療の両輪を備えていることこそが、地域医療を担うかかりつけ医の理想像であるといえると思います。

余命2週間程度と病院で余命宣告されながらも、自宅での家族の献身的な介護で2年生きられたSさんの例

高齢になると、ひとたび大きな病気で入院したらもう二度と自宅には戻ることができないと考える方もいらっしゃいます。入院に際し、食べることができなくなると、その原因の十分な評価もせず、もう食べさせられないと病院側が判断し、胃ろうなどでの人工栄養をするか、寿命と考えて看取るかの二者択一の選択を迫られることすらあるといいます。胃ろうを選択しなかった場合には、その後病院での看取りを行うという方針を半ば強制的

に選択させられてしまうというケースも時々見られます。

このように病院でもう食べられないから寿命です、と診断された方のなかにも、看取りを視野に生活の場である自宅や高齢者施設に戻ったあと、適切な経口摂取訓練を行うことにより食べる機能が回復し、長期に生きられた方が多数いらっしゃいます。

Sさんは82歳の男性で、脳梗塞の後遺症で左半身の麻痺があり、地域の中規模の病院をかかりつけ医として、長年通院されていました。この頃はちょうどコロナ禍の真っただ中で、発熱のある患者さんの病院での外来診療には大きな制限があり、医療へのアクセスも極めて制限がかかっている時期でもありました。ある日、39度の発熱と呼吸困難があり、かかりつけの病院に診察をしてもらうように家族が要請したものの、発熱外来の診療の枠がいっぱいとのことで、救急車で高度急性期病院に搬送され、肺炎と心不全という診断のもとそのまま入院となりました。入院後1週間程度の点滴治療を経て、心不全と肺炎は改善し、入院当初は必要であった酸素投与も必要がなくなり、一度は退院に向け食事が再開されました。ただ1週間程度の食事を中断していた期間に口の中の廃用が進んだため、経口摂取開始以後、早期に再度肺炎が悪化し、点滴での栄養投与、抗生剤の点滴投与を再度行い、食事を中止する状況になりました。こうなると病状は悪循環に入ります。絶食により、ものを飲み込むための嚥下に関わる筋力の低下、口を使わないことで雑菌が口腔内に繁殖し口腔内衛生状態の悪化などさまざまな要素によって、肺炎はやや改善しては、また増悪することを繰り返しました。これにより入院先の主治医は、経口摂取の再開はもはや困難であるとの判断を下し、以後は経口摂取の代わりに胃ろうを造設して経腸栄養を行うか、このまま点滴での栄養投与を継続して入院先で亡くなるまで過ごすかの選択を家族に迫りました。

家族にとってはタブレット越しの面会しかできないような制限のかかった状態での入院だったこともあり、会えないまま病院で亡くなってしまうことは耐え難いという想いが強く、また本人が脳血管性認知症により自己意思決定が困難であったことから、家族の想いが尊重され、看取りを目的に自宅に退院されることになりました。

自院にはそれまで通院歴はありませんでしたが、診療所から1キロ程度の近傍にお住まいであったこともあり、看取りを含めた対応の依頼があり、診療におうかがいすることになりました。

退院日に診察してみると、確かにSさんの状態は非常に重篤でした。このまま食べられない状況が続けば、1週間程度でお亡くなりになる状況が予測されるほどの病状だったのです。この状況下でSさんの奥様に、今の想いをうかがってみました。すると、胃ろうを選択しなかったのは本人が元気な頃、胃ろうという医療行為に対して拒否感をもっていたこと、また奥様自身も胃ろうをしてまで、無理に強制的に長生きさせることには抵抗があるというお話をされました。その反面、いずれ1週間程度で亡くなってしまうのであれば、なんとか少しでも口から食べさせてあげたい、仮にそれがきっかけで若干、死期が早まったとしても後悔はないという想いを話してくれたのです。

在宅でサポートする医療従事者である私たちにも、なんとか少しでも口から食べさせてあげたいというご家族と共通の想いがありました。そのため往診時に同行した看護師と協働し、口腔ケアや口腔内のマッサージ、口輪筋などのストレッチ、舌のストレッチなどを行いました。こうして食べるためのコンディションを整えて、ゼリーなどの食品を食べさせてみることにしたのです。

病院で1カ月以上絶食し、点滴のみで命をつないでいた患者さんにものを食べさせてみることは、医療者にとっても勇気のいることです。ただ胃ろうなどからの栄養投与を行わずに、このまま絶食を続ければ、残された時間はいずれにせよごくわずかです。それであればなんとか少しでも食べさせてあげたいという気持ちで私たちスタッフも懸命に食べるための準備を整えました。

口の中の掃除と口のまわりの筋肉へのマッサージのあとに、ゼリーをのせたスプーンを口の前に差し出して、患者さんに「食べてみましょう」と語りかけました。最初は患者さん自身も不安そうな顔をされていましたが、指示のとおり口を開けてくれました。そこにゆっくりと少量のゼリーを入れていきます。するとさっきまで自分では舌を動かすこともできなかった患者さんの口が少しずつ動き始めました。久しぶりの口からものが入ってくる感覚に、脳が刺激されたようです。2口目、3口目と徐々に口の動きもスムーズになって、口に入ったゼリーをごくんと飲み込みました。私が「おいしいですか？」と問いかけるとSさんは、普段の硬い表情が一瞬緩み、うれしそうな笑顔を見せてくださり、家に連れて帰ることを決断した奥様もこの光景を見て涙ながらに喜んでくださいました。

ただ数口食べたとしてもそれだけの栄養摂取では、その後の体調の回復にはつながりません。その後は連日かかりつけ医の指導の下、家族や訪問看護師などで摂食の訓練を継続し、食べる量を増やしていくことにチャレンジしていきました。奥様の献身的な努力で、栄養価の高いゼリーやお手製の卵豆腐など飲み込みやすい食べ物を摂取してもらいつつ、併せて量も増やしていったところ、栄養状態は数カ月かけて徐々に回復し、体重も少しずつ増加していきました。Ｓさんは寝たきりながらも、その後は手を振ったり、時には笑顔で診療の際、出迎えてくれるようにまで回復しました。

以後、肺炎を時々発症しては改善しながら、なんとか食べることも継続でき、在宅での療養を続けられました。ご自宅に帰られた2年後に心筋梗塞を発症し旅立たれましたが、最後まで食べることを諦めなければ、奇跡が起こることもあるということを、身をもって証明してくれた患者さんでした。

このようにかかりつけ医が在宅医療での終末期の食支援に対してもイニシアティブをとって支えていってこそ、最後まで食べることを諦めずに終末期を過ごさせてあげることができます。歯科医師や看護師、言語聴覚士、管理栄養士、理学療法士などと協働し、多職種のチームで摂食嚥下訓練を行うことにより質の高い食支援が可能になります。かかりつけ医の積極的な摂食嚥下訓練への取り組みで最後まで食べることを諦めない療養が可能となるのです。

夫の訪問診療を通して知り合ったAさんの例

ほかにも忘れられない方はたくさんいらっしゃいます。

例えば外来診療に長く通っていただき、大病後に訪問診療へ移行したAさんです。もともとはAさんの夫が終末期の食道がんを患っていて、私の診療所の存在を知ったAさんが訪問診療を依頼していただいたことがAさんとの最初の出会いでした。Aさんの夫はその後数カ月間の在宅での療養生活を送り、最期はご本人とご家族の希望どおり、住み慣れた自宅から旅立たれました。夫を看取ったあとにAさん自身も私の診療所の外来へ高血圧を中心とした生活習慣病と不整脈の治療のために通うようになり、その後何年もかかりつけ医として診察することになったのです。

図8　主な死因の構成割合

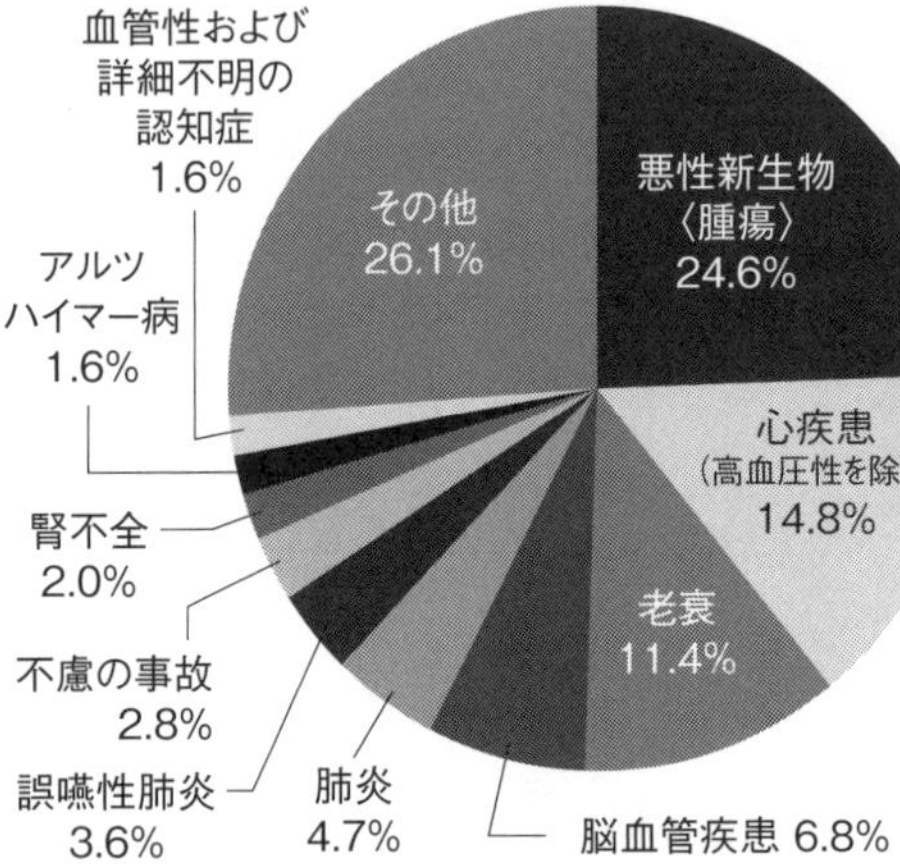

出典：厚生労働省「令和４年（2022）人口動態統計月報年計（概数）の概況」

Aさんは以後もお元気で、外来には一人で歩いて通っていただいていたのですが、あるとき脳卒中になり、倒れてしまいました。脳卒中とは、脳の血管が詰まったり、破裂したりすることによって、脳が障害を負ってしまう病気です。脳卒中になると手足が動かせなくなる運動麻痺や、読み書きも話すこともできなくなる失語症など、日常生活に大きな影響が出る後遺症が出ることがあります。さらに重症の場合は死に至ります。

Aさんも脳卒中から、一時は昏睡状

態になってしまいました。すぐに救急搬送されて治療を受け、人工呼吸器を装着することによってかろうじて命を維持することはできたのですが、完全に寝たきり状態になってしまいました。搬送先の急性期病院でも主治医から「意識が戻る確率はほぼなく、おそらく命は助からないでしょう」という絶望的な診断を下されたのです。

しかしご家族はそのような診断を聞いてもどうしても諦めることができませんでした。たとえわずかな可能性でも命がある間は希望をつなぎたいと考え、昏睡に近い状態でしたが、退院して自宅で看病することを希望されたのです。

そこで私たちもAさん宅へ訪問診療に入ることになり、ご家族と一緒に療養生活を支えることになりました。毎週のようにAさん宅へ通い、治療を続けていたある日のことです。意識が戻る確率はほぼなく、今後の見通しは絶望的だと言われたAさんの意識がわずかですが戻ってきたのです。

微かに目を開けて意思表示ができるようになったAさんを見て、ご家族は大喜びでした。しかも、さらに看病を続けていくと、片言の会話もできるようになっていきました。

さすがに流暢に話すとまではいきませんでしたが、ご家族といくつかの単語でコミュニケーションが取れるまでに回復していきました。

それからもご家族はＡさんを大切に看病し、誕生日になれば孫たちも集まって誕生日会を開くような幸せな時間を過ごすことができるようになりました。

このような状況で穏やかに日々が過ぎ、気づけば入院先の医師から絶望的と診断されたときから４年ほど経っていました。この頃、Ａさんは年齢的な老化も進んでいき、徐々にまた話すことができなくなって寝ている時間が増えていきました。ずっとＡさんのところへ訪問を続けていた私にはＡさんの最期が近いことが理解できたのです。

そこで、どうしたら長年介護してきたご家族が納得できる形でＡさんを最期まで支えることができるか、折を見てご家族とさまざまな話し合いを重ねていったのです。数年前に脳卒中で倒れたときは、それまで非常に元気だったこともあり、ご家族の話し合いのもとで、人工呼吸器を装着し、できる限りの治療を継続しました。しかし、今回は急に状態が悪くなったのではなく、長年のゆっくりとした老化のなかで徐々に命の灯火《ともしび》が消えようとしているのが誰の目から見ても明らかでした。繰り返し話し合いを重ね、これ以上病状が悪くなったら自然に看取れるように事前にさまざまな準備をしておくことになりました。そこからさらに数週間が経過し、最終的にAさんは娘や孫たちに見守られながら自宅で最期を迎えたのです。

Aさんとはご主人への診療時に、ご家族とかかりつけ医の関係から始まり、その後にAさん本人も診療するようになり、外来診療から在宅医療を行った時期まで何年にもわたって関わり続けることができました。その間、これまでの経緯や家族背景などもしっかり理解することができたので、ご家族の不安や悩みの相談を受けることもでき、より深い関わりのなかで看取りまで伴走ができたと感じています。

在宅介護をした家族側の立場から講演会に登壇も

Aさんのことを介護されていた娘さんとは、看取りのあとも印象的な時間の共有をしました。それは、地域住民に向けて私が在宅医療についての講演会をしたときのことです。在宅医療について地域の住民に具体的なイメージをもってもらうための講演会なのですが、私自身がすべてを話してしまうとどうしても医師目線での話となってしまい、在宅療養する当事者目線での感じ方などの部分をうまく伝えることができないと悩んでいました。するとAさんの娘さんが私と一緒に前に立ち、講演会で在宅介護の経験の話をしてくださったのです。患者さんのご家族の視点から、在宅療養を選択するときには不安が大きかったこと、自宅でケアしてあげたいと思う気持ちがある反面、何かあったらどうしようと気が気でなかったことなどを包み隠さず話してくれたのです。訪問診療を行うかかりつけ医や訪問看護師、訪問介護士、ケアマネジャーなどの力を借りながら、在宅療養することで家族として得られた喜びも大きかったとも語ってくださいました。地域医療を支える専門職と一緒に在宅療養を続けるうちに、療養生活の不安はそれぞれの専門職に相談すれば、心配しすぎる必要はないということが分かってきたと言います。もちろん負担はゼロではありませんが、困ったときにいつでも相談できる相手がいるということはやはり大きな心の支えになったようです。また、在宅療養を支えるなかで大変だと感じたことがあったとしても、患者さん本人の「ありがとう」という笑顔を見ることができたのは大きな喜びにつながったとのことでした。そしてなによりも、病院ではなく自宅で療養し、かけがえのない最期の大切な時間を家族水入らずで過ごすことがいちばんだったそうです。

患者さんのご家族が語ってくださったこれらのエピソードは講演会へ足を運んでくださった多くの方々の心に届いたようです。話を聞いた聴講者からは、「在宅医療を身近に感じた」「もしものときでも、最期まで自宅で過ごせると知って勇気が湧いた」「自分や家族に何かあったときは、在宅医療も選択肢として考えたい」など多くの声が寄せられました。やはり医療の専門職の立場から話すのと、実際に経験した患者さんやご家族の立場から語ってくれるのとでは話の重みが大きく変わります。この講演会を通じて、入院での療養と同じように在宅医療を選択肢の一つとして考えてもらうには、経験者の声が非常に大きな説得力をもつのだと改めて実感することができました。

自分が幼少の頃から数十年の付き合いがあるBさんの最期の時期に伴走した例

Bさんは、私の診療所とは祖父の代から数十年の付き合いがある患者さんでした。あるとき少し調子が悪いといって外来にいらっしゃったのですが、診察の結果、左の肺に数センチ大の大きな肺がんが見つかってしまいました。もともと健康に自信があったＢさんは、たまたま仕事が忙しかったことも重なって、この症状で自院に来る前の数年間は健康診断などでのレントゲン撮影などは受けていないということでした。

子どもの頃から地域のなかでお付き合いのあったＢさんなので、私も内心かなりのショックを受けましたが、とにかくすぐに紹介状を書いて基幹病院を紹介し、一刻も早く検査や治療ができるように手はずを整えました。

まもなくＢさんは入院し、抗がん剤治療を始められましたが、つらい副作用に耐えて治療した甲斐もなく、がんは全身に転移し、もう抗がん剤治療も継続できないまでに病状は進行していました。あらゆる積極的な治療を受けても病状を好転させることが難しい状況となりましたが、Ｂさんはホスピスなどに転院するのではなく、ご自宅に退院して、自宅で療養することを選択しました。病院に入院を続ければ、面会時間の制約がありご家族と長い時間をともに過ごすことが難しくなってしまいますが、ご自宅ならば、面会時間を気にすることなく、残された時間を家族といっしょに過ごせることが最大の理由であったようです。

自宅に退院されてからは、私も毎週訪問し、Ｂさんとご家族を支えました。診察の際には、患者さんご本人とはもちろんのこと、ご家族も交えて、意識がなくなってきたらどうするか、食事ができなくなったらどうするかなどを繰り返し話し合いました。

若い頃のＢさんは私のことを孫のようにかわいがってくださっていました。この地域でご商売をされ長年地域のリーダー的存在としてご活躍され、年齢を重ねて70代になっても変わらずエネルギッシュで地域を牽引する存在だったＢさんの元気であったときのことを私は知っています。このように病気になる前の人生のストーリーを知っていることは、患者さんとの信頼関係の構築や人生の最終段階における意思決定支援の際にもとても役立ちます。Ｂさんは、徐々に自由が利かなくなる体を抱えながらも、私が診療にご自宅までおうかがいすると、いつも笑顔で出迎えてくださいました。

「先生がついていてくれるから、自分は安心して毎日過ごすことができている。先生にこれからのことを任せているから不安はない、自分の治療についてはずっと自分のことを診てくれていた先生が、これがいいと思えばそのようにしてほしいし、もうこれ以上は無理だなと感じたら、看取ってほしい」と私を信頼したうえでおっしゃってくださいました。

もちろん、人生の最終段階になってから関わったとしても、患者さんと医師の信頼関係を築くことはできます。しかし、それまでのその患者さんの元気なときの姿をかかりつけ医として知っているからこそ、より深く関わって相手の価値観に沿った形で、人生の最終段階を伴走することができる場合もあるのです。最終的にBさんは自宅へ戻ってから一時期は元気を取り戻しましたが、その後はがんが脳にも転移して意識がもうろうとすることが増え、約3カ月後にご自宅でご家族に看取られる形でお亡くなりになりました。自宅での療養生活はそれほど長くはありませんでしたが、それでもご家族に囲まれ、住み慣れた自分の家で最期を迎えられたことはご本人にとってもご家族にとっても納得がいく最期でありました。

独居高齢者であっても、自宅で最期まで過ごすことは可能である。
独居の末期がん患者を自宅で看取った例

82歳のJさんは、十数年来の膠原《こうげん》病と関節リウマチ、また膠原病と関連した間質性肺炎による慢性呼吸不全があり、これらの病気を治療するために自宅よりやや遠方の基幹病院に通院していました。

間質性肺炎は肺がんを合併することも多く、最終的にJさんは間質性肺炎による慢性呼吸不全に加え肺がんを合併したことによる呼吸不全が加わり、病院に通院して在宅酸素療法の処方を受けながら、ご自宅で酸素吸入を行い、一人暮らしでの生活を継続していました。

我々が、病院からかかりつけ医として患者さんを引き継ぐまでは、基幹病院の専門医をかかりつけとして、病状の悪化時には入院治療を受けていましたが、病状は若干の改善が見られても再度増悪するという状況を繰り返していました。在宅酸素濃縮器での酸素投与量は徐々に増えていき、いよいよ人生の最終段階を意識しなければいけない病状であることを、基幹病院の主治医から告知されました。

Jさんは、十数年の複数の疾患を原因とした病状の悪化で、自身が人生の最終段階であることは薄々感じられていたようですが、終末期の療養の支援は、施設やホスピスではなく自宅で受けたい意向があり、自院が基幹病院から主治医を引き継ぐ形で訪問診療での診療を開始しました。

ご自宅での診察のなかでJさんは、一人暮らしであるが住み慣れた自宅で最期まで過ごしていきたいこと、2人の娘がいるがそれぞれ家庭があり、仮に自身が終末期であっても同居してもらったりすることは困難なため、家族には負担のない形で残された時間を過ごしていきたいことなどを打ち明けてくださいました。

また現在の病状が人生の最終段階であることは自覚ができており、延命治療を受けたい気持ちもないことから、呼吸困難が悪化してきた際は、鎮静剤などで苦痛を緩和してもらい自宅で看取ってもらいたいなどの事前の意思表示をされていました。

以後は、患者さんのこのような明確な意思表示をかかりつけ医と患者さんのみでなく、日々の支援をしてくれているヘルパーや、訪問看護師、ケアマネージャーなどとも共有し、ご自宅で倒れていたり、息をひきとられている場合でも慌てて救急車を呼ばずに、在宅医療を行っているかかりつけ医に連絡することを申し合わせました。

また、このようなことについて、ご家族にもご本人のご意向をお伝えし、急変時の対応も原則救急車は呼ばずに対応していくことを共有しました。

その後3カ月で呼吸状態は次第に悪化していきました。モルヒネなども併用し呼吸困難の緩和ケアをご自宅で行ったものの、ご自宅での在宅酸素療法とモルヒネの投与では苦痛が取り除けない病状となったため、ご本人の同意のもと、息を引き取るまでの最終末期は強い鎮静剤を点滴で投与し、眠った状態で旅立つことをご本人に提案しました。

Jさんご自身は、この時点で十分な覚悟ができていらっしゃり、鎮静剤の投薬の開始前には、我々に別れの挨拶と感謝の気持ちを述べてくださり、我々は点滴を開始しました。点滴での鎮静剤を開始した後は、徐々に呼吸が弱くなっていき、鎮静剤の投与開始数時間後にご自宅で息を引き取られました。

このように一人暮らしであっても患者さんご自身が望めば、人生の最期まで自宅で過ごし、最期を迎えることは可能です。

ただ、最終末期の苦痛の大きさはそれぞれであり、それぞれの苦痛の大きさに合わせて、かかりつけ医が鎮静剤を投与する必要がある場合もあります。今後訪れる多死社会においては、このようにかかりつけ医が人生の最終段階にまで関わり、一人暮らしであってもご自宅で最期を迎えられるように地域で支えていくことが必要とされているのです。

［第4章］

かかりつけ医とは
患者が安心して命を預けられる命綱
コロナ禍をきっかけに
医師としての在り方を再確認する

人類が経験した新型コロナウイルス感染症によるパンデミック

新型コロナウイルス感染症の世界的流行は、世界中の人たちの生活をガラリと変える歴史的な出来事になりました。私たちは人との交流を一時的に制限されたり、医療にも自由にアクセスできなくなったりするなど、これまでにない経験を余儀なくされました。未曽有のウイルス感染症を経験して、コロナ禍前後で価値観が大きく変わったという人もいると思います。実際、私自身もコロナ禍をきっかけに改めて、医師としての在り方、特にかかりつけ医としての在り方を再確認することになりました。

新型コロナウイルス感染症は、２０１９年12月に中国の武漢で1人目の感染者が発見されてから瞬く間に世界中へ広がっていきました。２０２０年2月にはクルーズ船のダイヤモンド・プリンセス号で集団感染が起こり、横浜港に入港したクルーズ船には連日のように防護服を着た検疫官らが出入りして、物々しい映像がニュースで流れてきたのを私自身も、鮮明に覚えています。

当時は懸命な水際作戦によって海外からのウイルスの侵入を止めようとして、さまざまな対策が講じられました。しかしそれらはみな徒労に終わり、新型コロナウイルスは日本にも早々に上陸し、４度の緊急事態宣言が出されて人の流れを止めることで感染を封じ込めようと模索した時期もありました。

しかし一度上陸してしまったウイルスを完全に封じ込めることはできず、人流を止めることで一時的には感染者は減少するものの、またすぐに増加するという状況を繰り返していくことになったのでした。

地域にあふれた受診できない発熱患者さん

新型コロナウイルス感染症の感染拡大下において、国内の診療所の役割も平常時とは大きく変わりました。その一つが、発熱患者さんの診療です。従来であれば、地域の診療所、特に内科系診療所が発熱患者さんを診るというのはごく日常的に行う業務の一つでした。

発熱はさまざまな病気の症状として起こるため、診療所では発熱が通常の風邪の症状として起こっているのか、重篤な感染症の症状として起こっているのかを診断することは

図9　新型コロナウイルスの感染拡大のおもな経緯（抜粋）

(2019年)	
12月30日	中国武漢市における原因不明のウイルス性肺炎の発生に関して武漢当局が発表
(2020年)	
1月15日	国内で初の新型コロナウイルス感染症患者を確認
2月1日	新型コロナウイルス感染症を指定感染症および検疫感染症に指定
2月3日	クルーズ船内（ダイヤモンド・プリンセス号）の検疫・大黒ふ頭での検疫の開始
4月7日	1度目の緊急事態宣言の発出（対象地域：東京、埼玉、千葉、神奈川、大阪、兵庫、福岡の7都道府県、5月6日まで）
4月16日	緊急事態宣言の対象地域を全国に拡大
5月4日	緊急事態宣言の期間延長（5月31日まで）
5月14日	緊急事態宣言の対象地域を縮小（北海道、東京、埼玉、千葉、神奈川、京都、大阪、兵庫の8都道府県を除く39県を解除）
5月21日	緊急事態宣言の対象地域を縮小（京都、大阪、兵庫を解除）
5月25日	緊急事態宣言の全面解除
12月25日	日本の空港検疫の陽性検体(5名)からイギリスで報告された変異株が初めて確認
(2021年)	
1月7日	2度目の緊急事態宣言の発出（対象地域：東京、埼玉、千葉、神奈川、2月7日まで）
1月13日	緊急事態宣言の対象地域を拡大（栃木、愛知、岐阜、大阪、京都、兵庫、福岡の7府県を追加、計11都府県）
2月2日	緊急事態宣言の期限を延長（3月7日まで、栃木県を除く）
2月28日	緊急事態宣言の対象地域を縮小（愛知、岐阜、大阪、京都、兵庫、福岡の6府県を解除）
3月5日	緊急事態宣言の期限を延長（3月21日まで）
3月21日	緊急事態宣言の全面解除
4月25日	3度目の緊急事態宣言の発出（対象地域：東京、大阪、京都、兵庫、5月11日まで）
5月7日	緊急事態宣言の期限を延長（5月31日まで）、対象地域を追加（愛知、福岡）
5月21日	緊急事態宣言の期限を再延長（6月20日まで）、対象地域を追加（沖縄）
6月20日	緊急事態宣言の解除（沖縄を除く）
7月8日	4度目の緊急事態宣言の発出（対象地域：東京、沖縄、8月22日まで）
7月30日	緊急事態宣言の対象地域を拡大（埼玉、千葉、神奈川、大阪の4府県）、期限を延長（8月31日まで）
8月17日	緊急事態宣言の対象地域を拡大（茨城、栃木、群馬、静岡、京都、兵庫、福岡の7府県）、期限を延長（9月12日まで）
8月25日	緊急事態宣言の対象地域を拡大（北海道、宮城、岐阜、愛知、三重、滋賀、岡山、広島の8道県）
9月9日	緊急事態宣言の期限を延長（9月30日まで、宮城と岡山を除く）
9月30日	緊急事態宣言の全面解除

以下資料を基に作成
厚生労働省「図表8-3-1　新型コロナウイルス感染症を巡るこれまでの経緯（2021年3月末時点）」
NHK「3回目の緊急事態宣言　関連情報」
NHK「東京に4回目の緊急事態宣言 政府決定 沖縄は延長 8月22日まで」

ごく一般的な診療行為だったのです。ところが新型コロナウイルス感染症が広がってくると、多くの診療所や病院が発熱患者さんの診察を拒否したり、診察する場合でもかかりつけの患者さんのみに限定するなどの流れができていきました。

東京でも、新型コロナウイルス感染症の可能性が高そうな発熱患者さんが多くいる一方、2020年の第一波の頃は地域にPCR検査ができる場所もなく、発熱患者さんが受診できる診療所も少ないという状況が続きました。多くの診療所で、受け入れ制限が続くなかで、行き場のない発熱患者さんが地域にあふれました。パンデミック当初は発熱診療に関する電話相談窓口が各自治体に設置され、新型コロナウイルス感染症の疑いの患者さんを含め、発熱した人はまず地域の診療所か電話相談窓口に電話相談をすることが求められていました。しかし、あまりにも多くの患者さんが発生したために各自治体の電話相談窓口は通話中の状況が続き、いっこうにつながらない状況でした。どうにかつながって各自治体の電話相談窓口に相談した結果、新型コロナウイルス感染症の疑いがあり近隣の医療機関を受診するようにと促されても、地域の発熱者診療のキャパシティーが不十分で、多くの医療機関から診察を断られてしまい、近隣のどこにも診てもらえない発熱患者さんが全国にたくさん発生したのです。

ここで、問題になったのが、かかりつけ医をもたない発熱患者さんの受診でした。診療所では、発熱患者さんを診る場合、それまでも継続して診察している「かかりつけの患者さんに限る」という方針を示したところが少なくありませんでした。しかし多くの場合、かかりつけ医をもつ人は、持病がある高齢者ばかりであり、そのほかの方は定期的に通院しているかかりつけ医をもっていない人がほとんどだったため、受診に障害が生じました。

発熱外来を開設しかかりつけ患者さん以外も受け入れへ

私の診療所では、新型コロナウイルス感染症の発生以降、地域での発熱者の診療の受け皿が十分でなかったため、地域のニーズに応えて発熱者専用の診療を行う発熱外来を第一波の頃から開設して診療にあたりました。

コロナ禍のはじまりの２０２０年春先の第一波の頃から発熱外来を設けて積極的に発熱

診療をしましたが、このような対応をする判断に葛藤がなかったわけではありません。それは自分の診療所にも多くの職員がいて、職員の身の安全を守ることも診療所の管理者として非常に重要な責務であったからです。

職員一人ひとりは高い意識と使命感をもって、なんとか地域を守ろうとがんばってくれていましたが、職員の家族は強い不安を感じていたと思います。特に2020年～2021年頃までの新型コロナウイルス感染症の流行初期は、病院での院内感染を恐れるあまり「病院や診療所には近づきたくない」と考える人もいました。医療従事者に対する社会全体からの感謝の意はあるものの、一方では医療機関に行くことで感染のリスクがあがることを懸念したり、感染リスクの高い医療従事者やその家族とプライベートでの交流をしたくないと考えたりするなど、風評被害が問題になった時期でもありました。こうしたなか、新型コロナウイルス感染症の可能性のある発熱患者さんを受け入れることは職員やその家族に対して精神的に大きな負担になるのではないかと迷うこともあったのです。

マスクもフェイスシールドも手に入らなかった医療現場

　コロナ禍の初期は、感染予防対策の医療物資が足りないことも、不安に拍車をかけました。コロナ禍では新型コロナウイルス感染症の疑いのある患者さんの診療時に医療従事者自身の感染を防ぐために、これまで診療所ではあまり使っていなかった医療用のゴーグルやフェイスシールドが必要になりました。しかし、もともと診療所ではこうした個人防護具を常備していることが少なかったことや、医療用物資を製造する工場の稼働もストップするなど、世界中で深刻な医療資源の不足が起こっていたことで、診療をするにも十分な感染対策が講じられない状況となっていたのです。

　２０２０年春からの流行初期は、不織布マスク1枚手に入れるのも困難で、それぞれの医療機関は必要な個人防護具を手づくりしたり、本来ならば使い捨ての医療材料を使い回したりなど、さまざまに試行錯誤をして対応していました。例えば医療用ガウンの代わりに市販の雨合羽を着用して診察したり、同じく花粉症患者さん用に市販されている眼鏡を、医療用ゴーグルの代用としたり、大型のゴミ袋に穴を開けてかぶることで医療用ガウンの代用としたりなど、平常時では信じられないようなことを全国の医療機関がやらざるを得ない状況でした。

私の診療所でも同様で、ありあわせの物でなんとか感染対策の備品を作ったり、医療用のN95マスクが入手できればそれを何日も使い回したりすることで、急場をしのいでいました。

診療所は、日々の発熱患者さんの診療依頼への対応で逼迫《ひっぱく》している状態でしたが、地域で困っている患者さんに少しでもお役に立てるように発熱外来の受け入れ患者数を順次拡大しました。また、職員たちの過労を考慮して1日に発熱診療できる人数の上限を設けていましたが、それでもピーク時には1日30人強の発熱患者さんを診察するようなこともありました。

来院される患者さんは診療所の近隣にお住いの方もいれば、同じ練馬区内でも5キロ以上離れている遠方からわざわざ受診される方もいらっしゃいました。話を聞くと自宅近隣の発熱診療を行っている医療機関はどこもいっぱいで、なんとか私の診療所を探し当てて受診される方が多くいらっしゃったのです。

駐車場の一角にプレハブ小屋を建てて発熱外来を開設

施設などのハード面では、一般の診療に来院される外来患者さんと、発熱外来に来院される患者さんの導線を分ける必要性がありました。これは導線の分離といい、感染症対策として行わなければなりません。ただ、規模の大きな病院であれば、スペースを十分に確保することも比較的容易ですが、私たちのような都市部にある敷地面積や診療室数が限られた一般の診療所では簡単には導線を分けることができません。

私の診療所は、従来は、感染症患者さんを隔離して診察できるような導線にはなっていなかったので、どうすれば発熱外来以外に来院される患者さんが不安を感じない形で発熱外来を運営できるかを熟慮しました。

コロナ禍の最初の頃からいわれていた感染対策としては、やはり換気が重要ということでした。密閉された空間で診療すると感染リスクが高くなるので、外に近い環境で診るのが最も安全性が高いとされていたのです。とはいえ、完全に外で野ざらしの状態で診察するわけにもいきません。気温にも左右されます。そこで最終的に、駐車場のスペースを一部減らして、仮設のプレハブ小屋を設置することを決めました。プレハブ小屋なので華美な造りではありませんが、安全に発熱患者さんを屋根の下で診察するには十分です。何よりも、駐車場に設置したプレハブ小屋ならば、換気を十分に行えることが最大のメリットでした。また、プレハブ小屋内を含めた、発熱診療専用の診療ブースを2カ所設けることによって、少しでも多くの患者さんを診察できるようにも配慮しました。こうして一般の外来診療は通常の診察室で行い、発熱外来診療はプレハブ小屋を中心とした別場所で行うという診療スタイルを作っていったのです。

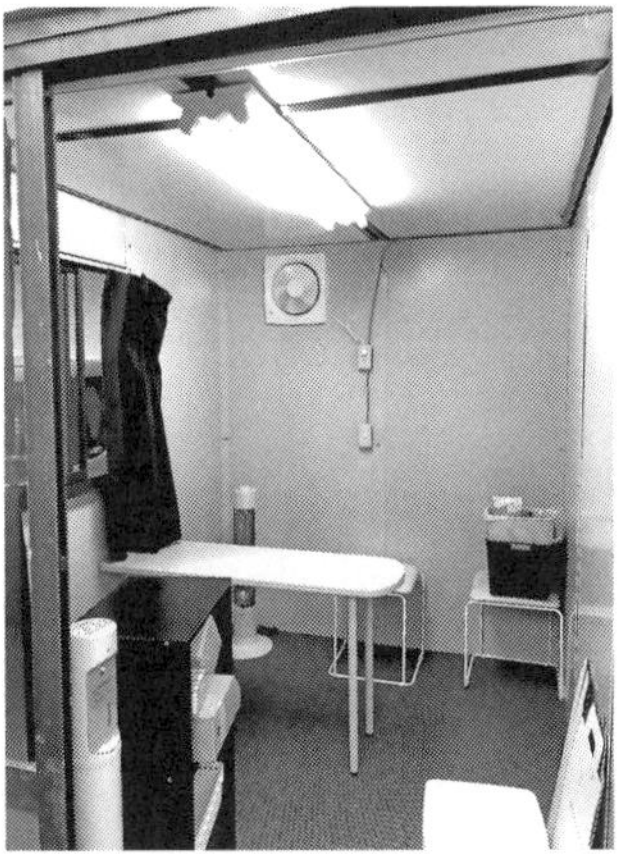
発熱外来で使用したプレハブ小屋

発熱外来を設けてからは、1日のなかで一

般の外来診療と発熱外来診療の時間を分けて診療を行うようにしました。通常の外来診療は午前と午後にありますから、発熱外来はその間の時間、普段ならばお昼休みを取っている時間に行うといった具合です。

診療の場所を分離し、時間帯も別々に分けることによって可能な限り一般の外来診療に来院される患者さんへの感染リスクを減らしていきました。今、振り返ってみても当時、私たちのような都市部の敷地面積が狭い診療所が発熱外来を設ける場合、これが標準的なやり方だったのではないかと思います。

発熱外来では、まずは1日あたり最大で30人程度を上限に診療できるような体制を整備しました。できるだけ多くの患者さんを受け入れられるようにしたものの、ピーク時にはどうしても対応しきれない患者さんが出てしまい、心苦しく感じることも少なくありませんでした。

発熱外来の受診希望者には受診前に一度電話で診療の予約のための連絡を入れてもらうようにしていたのですが、電話をもらった時点ではもうその日の枠がいっぱいでどうしても受けられないというケースも出てきてしまっていました。患者さんはみんな、診てもらえる診療所を探して、いろいろな病院や診療所に電話をかけ続けたのだと思います。ようやくうちの診療所の電話がつながって助けを求めてきた患者さんを断らなければならないときは、本当に身を切られるような思いでした。

私も気持ちでは受診をご希望される全員を診療したいと思っていても、その一方では診療をサポートしてくれる看護師や事務職員を、朝から晩まで休憩も取らせずに診療を続けていくわけにもいきません。患者さんを受け入れたい気持ちと対応する職員が疲弊しないよう守らなければならない気持ちと、双方に挟まれて強いジレンマを感じたものです。

ワクチンもない、防護具もないなかで診療を継続し、自院のスタッフの３人がコロナに感染した２０２０年夏の第二波

この感染症の流行初期は、ワクチンも未開発であり、私たちはまさしく地域医療の最前線で多くの患者さんと接するため、どうしても一般の方よりも感染リスクが高い状況が続きました。感染予防に最大限の注意を払っていても、防護具も満足にないなかで、感染リ

スクをゼロにすることは困難を極めました。

実際に発熱外来で診療するなかで、第二波当時、まだ総感染者数が少なかった頃に、診療所の職員が3人、新型コロナウイルスに感染しました。私自身はたまたま感染することはなかったものの、当時、一緒に発熱外来の第一線で働いてくれていた2人の医師が2020年の夏に相次いで新型コロナウイルスに感染し、隔離での療養を余儀なくされてしまったのです。

幸い医師2人は軽症で、3人目の感染者の事務職員は無症状でしたが、まだ当時感染者はそれほど多くない時期だったこともあり、自院より3人の感染者を出してしまったことは、現場の責任者としては痛恨の極みでした。

病気になったことを詫びなければならない異常な状況

また当時、非常につらかったことは、感染者が出たことに対する社会の厳しい視線でした。感染拡大から2年目、3年目になって新型コロナウイルス感染者が激増するとこうしたことはなくなっていくのですが、私の診療所から3人の感染者が発生した2020年当時は、新型コロナウイルス感染者に対する視線は実に厳しいものがあったのです。
　社会情勢的にも「私の組織から新型コロナウイルス感染者を出してしまい、ご心配をおかけして申し訳ありません」と、感染したことを詫びなければならないような空気があったと感じています。よく考えれば誰だって病気になりたくてなる人はいないのですから、「病気にかかってしまって申し訳ない」というのはなんともおかしな話です。しかしあの頃は世の中の報道のなかですら著名人が感染したことをお詫びするなど、ある種異様ともいえるような空気が世にあふれている時期でした。

　働く医師や職員から感染者が出て何よりも困ったのは、それによって日常診療をストップさせなければならなくなったことでした。当時は感染者が出ると全例を保健所へ届け出て、保健所に対応を仰がなければなりませんでした。また濃厚接触者も、感染症発症の可能性が高い期間は就業制限をかけられてしまうような時期でした。学校で感染者が多数出れば学級閉鎖どころか学校閉鎖になりますし、会社をはじめとする職場で感染者が多数発生すれば一定期間、閉鎖したり消毒したりするような対応が必要になりました。

ところが私たちは地域の発熱外来を含めた地域医療を担っていたため、完全に活動をストップすることがどうしてもできませんでした。特に私の診療所では発熱外来だけではなく高齢者施設などへの訪問診療も行っていたため、影響はかなり深刻です。訪問診療の対象患者さんのなかには最重症で頻繁に訪問診療によって治療を要する患者さんもたくさん存在していたため、すべての患者さんの診療を完全に止めるわけにはいかなかったのです。

診療所を2グループに分けて感染予防

そこで私たちが取った対策は、完全に診療を中断しなくてはならない事態に陥ることがないように、診療所のスタッフを2グループに分けて、両者の接触を完全に断った形での診療を行っていきました。医師や看護師、事務職などの職員全員をＡグループとＢグループに分けて、月曜日と水曜日、金曜日はＡグループ、火曜日と木曜日、土曜日はＢグループなどと分けて、それぞれのグループのメンバーはもう一方のグループとは接触しないように配置したのです。

このような業務配置にすれば、仮にAグループの誰かがコロナに感染して職場内で感染が広がっても接触があることにより、業務を休むのはAグループのメンバーのみです。Bグループのメンバーで最低限、重症者への診療は継続して行うことができることになります。

このような取り組みを行うことによって、万一、自院のスタッフから新型コロナウイルスの感染者がさらに出てしまっても、自院での重症患者さんの診療を止めないで済むように工夫をしました。こうして感染によるすべての診療を中止しなければならないリスクは減らすことができましたが、その分少ない人数で日常の診療業務を行わなければならないため、出勤する職員の個々の負担と疲労は増大する一方でした。

職員のなかには「本当にそこまでやる必要があるのか」と疑問を投げかける職員もいましたが「私たちは絶対にこの地域を守るため、診療を止めてはならない責務があるのだから」と職員を鼓舞して協力してもらいました。感染者が出ても患者さんにはできる限り迷惑がかからないような工夫をしながらなんとか毎日、診療を続けていったのです。

当時は、このように日本中の医療従事者たちが新型コロナウイルスとの闘いを繰り広げていた状態でした。その一方で、病院や診療所は「感染リスクの高い危険な場所」ととらえられて、発熱外来へ受診に来る以外の患者さんが激減し、経営面では非常につらい時期でもありました。

実際に、私の診療所の職員に新型コロナウイルスの感染者が出たとき、地域の人々は「先生も、大変ですね。がんばってくださいね」と温かい声はかけてくださるものの、やはり受診の足は遠のきました。特例的に通常の診療ルールを外れて電話診療やオンライン診療はできるようにもなっていたため、電話診療などを行い、処方箋だけを患者さんに渡すこともありました。

地域のために発熱患者さんを受け入れれば受け入れるほど、自院の職員へ感染するリスクが高まり、また地域で暮らす方々からの書き込みと思われる、診療所スタッフへの誹謗中傷がインターネット上に増えるなど、非常につらい思いをしたこともよく覚えています。

テレビ局から取材依頼も

コロナ禍の最中には何度か地域の第一線で診療にあたっている医療機関の現場の声を聞きたいということで、全国放送のテレビ局などの取材を受けたことがありました。そこでは地域で発熱外来診療を行っている医療機関がどれほど苦しい状況におかれているか、そうしたなかで現場の職員たちが、地域の患者さん方のために努力して診療を継続していることなどを話して、匿名で放送されたこともあったのです。

取材のやり取りのなかでテレビ局からは「もしよろしければ、実際に顔を出して取材に応じてくれないか」と持ちかけられたこともありました。しかし、それに対してはきっぱりと断りました。なぜなら、私が実名で顔を出してこの地域の医療機関の医師として話をすれば、この愛する地域全体の風評被害につながることを懸念したからです。求められればときおり匿名で取材などに応じることはあったとしても、この地域の風評被害を助長することにつながりかねない実名報道は避けたかったのです。自分自身や職員の感染リスクや風評被害などで、私自身も精神的に非常につらい思いをしたコロナ禍1年目でした。

2021年夏、オリンピックの裏で繰り広げられたデルタ株との闘い

コロナ禍も1年が経過し2021年になると今度はまた違った苦労が出てきました。いちばん大きく変わったのは、感染者数が1年目と比較してさらに増えていったことです。私の診療所では2020年の第一波の頃から発熱外来を設け、コロナ禍において一貫して発熱患者さんの診療を断らない方針を貫いてきました。2021年の夏には日本中の人々が待ち望んだ東京オリンピックが開催され、オリンピックで盛り上がりを見せてはいたものの、その頃東京都には4回目の緊急事態宣言が出されていました。そしてこの2021年の夏は医療従事者やリスクの高い65歳以上の高齢者にはワクチンが普及し始めている頃でした。しかしながら、それ以外の一般の方々にまでは、ワクチンは広く行き渡っておらず、いっこうに新型コロナウイルス感染拡大が収まる気配がないなかでのオリンピック開催となっていました。

地域医療の視点で考えると、当時の状況はまさに「悲惨」の一言でしかないような状況

であったと思います。感染者も重症者も増え続け、患者さんを受け入れる入院病床の受け皿が十分ではなく、重症化しつつある患者さんが地域にあふれかえる状況が続いていたのです。

しかもコロナウイルスは一部変異し、デルタ株が流行していました。デルタ株の特徴として、比較的若い人でも一部の方では重症化するということがありました。感染後1、2週間程度の間で呼吸状態が徐々に悪化し、酸素の投与が必要な状況にまで陥るようなことが多く発生したのです。このような状況の患者さんは発熱外来での診療のみでは対応が困難であり、重症化しつつある患者さんに対しては保健所と連携してなんとか入院医療機関を確保するような、綱渡り的な状況が続きました。地域の現場では、病状が悪化して呼吸困難となってから救急車を呼んでも、要請元への到着に1時間以上の時間を要することもあり、また、やっと救急車が到着した後も、今度は搬送先の病院が見つからず、救急車が現場で数時間も待機することが数え切れないほど発生しました。

呼吸が苦しくなり酸素吸入を要している状態の患者さんでさえ、受け入れ先の病院が見つからないようなことが珍しくなかったのです。

　地域で酸素投与が必要な重症化しつつある患者さんが入院できずに自宅で療養せざるを得ない状況が続いていたため、私たちは保健所と連携し、入院することができずに、自宅で重症化していく患者さんのところへの往診も行うようになっていきました。本来、満床でなければ、病院に入院して行うような点滴や抗ウイルス薬を自宅へと持ち込んで、救急医の代わりに診療を行っていったのです。

　これらの対応は、平時から在宅医療を行っていたことが基盤となって、比較的スムーズに行えましたが、これまでに一度もうかがったことのない、コロナウイルスに感染された患者さんの自宅での診療は、やはり困難を極めました。

　２０２１年のデルタ株の流行は夏の猛暑の時期だったため、医療用ガウンを着て診療を行うと、診療が終わる頃には防護具の下のシャツが汗でびっしょりになっていました。スタッフ総出で全員が汗だくになりながら、頻繁に着替えを行いつつ、ひっきりなしにくる往診要請に応えてコロナウイルス感染者の自宅へと奔走しました。

自分より年の若い、重症化しつつあるコロナ患者さんを救うための苦闘

コロナ禍では平常時の医療とは異なる多くの経験をして、私自身も医師として一回り、成長することができたとも感じています。ワクチンがない頃から積極的に発熱患者さんを診察しながら、自らの診療所でも感染者を出すなど、さまざまなつらい思いもしましたが、新しく出会った多くの人たちに感謝していただきながら過ごすことができたことは今となっては貴重な経験でした。

発熱外来では多くの患者さんを診察し、忘れられないエピソードも数多く経験しました。例えばコロナ禍で往診したDさんは私より若い40代前半の男性でした。

「発熱が5日前から続いていて、次第に呼吸も苦しくなってきたが、発熱外来はどこもいっぱいで受診もできず過ごしていた。呼吸が苦しくて発熱外来まで行くことができないから往診で診察してほしい」

と連絡があったのです。私たちもそれまでその人の診察をしたことはありませんでした

が、すぐに往診してＰＣＲ検査をしたところ、新型コロナウイルス陽性が判明しました。

しかしその後が問題でした。Ｄさんはなかなか症状が改善せずにむしろ悪化の一途をたどりました。在宅酸素濃縮装置を自宅に持ち込み、在宅酸素療法を行いましたが、その後も日に日に状態が悪くなっていくのです。私たちが最初に診察した5日後にはもう在宅酸素療法で供給できる最大量の酸素を投与しても、体内の酸素飽和度が十分に上がらない状態にまで悪化してしまっていました。

ところがこの患者さんが感染したデルタ株の流行がピークに達している時期は、これほどの重症患者さんであっても入院させることができない状況でした。Ｄさんも発症後1週間以上過ぎても連日40度の高熱があり、投与できる最大流量で酸素を投与しても、酸素飽和度が90％までにしかならない、かなり重篤な状態だったにもかかわらず、どんなに保健所にかけあっても入院できる病院はいっこうに見つかりませんでした。

この状況は今、思い出しても恐怖を感じるレベルです。平常時であれば、これほどの状態で自宅療養するなんて考えられないほどの重症度だったからです。しかし医療崩壊に近かった当時の状況では、救急隊を呼んでも酸素飽和度が持続的に80％台まで低下している状態でなければ、どこの医療施設でも受け入れは断られるというような状態でした。

そのため私たちは何度もDさんのご自宅へ足を運び、自分たちがその場でできる限りの手立てを尽くすしかなかったのです。

悪化していくDさんは全身に酸素が足りていないため、唇は紫色に変色していて、自宅で投与可能な最大限の酸素を投与しても呼吸の苦しさはいっこうに改善せず、徐々に体力を消耗してきている様子でした。

救急車が来ても搬送先が見つからない!?

Dさんはご自宅にうかがうたびに「先生、ありがとう」と感謝の言葉を言えるくらいには頑張られていましたが、とうとう発症後10日目を迎えた頃に、酸素を吸っても呼吸困難が我慢できない状況となり、救急車を呼びました。ところがかなりの時間、待ってやっと来た救急車は、そこから3時間ほどあちこち受け入れ病院を探しましたが、受け入れてくれる病院を見つけることができません。どうしても受け入れ先を見つけることができない救急隊員は、ついにかかりつけ医である私へ、患者さんを搬送せずに自宅での療養を継続させるための許可を要請してきたのです。

救急隊員が患者さんを病院へ搬送せずに帰る場合は、不搬送同意書というものに対して医師と患者さんの同意が必要になります。この同意を得ないで勝手に帰ってしまい、患者さんにもしものことがあった場合、救急隊員の責任問題になってしまうため、救急隊はなんとしてもこの書類にサインをもらわなければ帰ることができないのです。

救急隊から不搬送同意書へのサインを求められた私は、非常に悩みました。私がこれにサインをすれば、救急隊はその時点で帰ってしまいます。本当は帰らずになんとか入院できる病院を探してほしいと思いましたが、結局、何時間かけて探しても受け入れ先の病院が見つからないため、このときは泣く泣く諦めて不搬送同意書にサインしたのです。

ところがその日の夜中、再びＤさんからＳＯＳの連絡が入りました。このときばかりは私も覚悟を決めて、到着した救急隊に「自宅で連日のステロイド投与と最大限の酸素投与を行っても状態が改善しないので、何時間かかったとしてもなんとか病院を探してください」とお願いしました。

このときは救急隊の方が懸命に搬送先を探し続けてくれて5時間近くかかったものの、なんとか受け入れ先の病院を見つけることができました。最終的にDさんは、人工呼吸器の装着寸前の段階でどうにか持ち直し、病院での集中治療によって少しずつ病状が快方に向かいました。退院できたのはこの約一カ月後でしたが、自分より若い患者さんを救命できた安堵の想いに加え、こんなに若い人でも重症化し得ることを目《ま》の当たりにし、それ以来、自分たちの感染予防をさらに徹底していく必要性を実感した出来事として今もはっきり記憶しています。

父子家庭で父親がコロナに罹患、子どもはどうすればいい⁉

2021年夏のデルタ株の流行期の非常事態においては、多くの社会問題が改めて浮き彫りになったように感じています。平常時ならば特に気にも留めないようなことが、実に大きな問題となって私たちの目の前で現実となったからです。一例を挙げるとすると、父子家庭や母子家庭などの問題があります。

当時、ひとり親で子どもを育てている家庭では、親がコロナにかかったら、子どもをどのようにするかということが問題になりました。その頃は、感染者は原則として入院やホテル療養などで一定期間、社会から隔離することとされていましたが、母子家庭や父子家庭で自宅に残される子どもをどうするかは、その時点では明確なルールがなかったのです。子どもがまだ幼い場合、親が新型コロナウイルスの感染により入院してしまったら子どもは自宅で一人残されることになってしまいます。

子ども自体は感染していない状況であっても、感染者の濃厚接触者である子どもを一時的にどこかで預かってもらうことが簡単ではない状況が続いたのです。近隣に親戚縁者が集まって暮らしているような環境であれば問題はないかもしれません。

しかし、東京は核家族が多く、しかも祖父母の家は都市部以外にあって離れて暮らしていることもあります。このようなときは子どもの預け先を確保できないため、やむを得ず親は重症化しつつある病状になっていたとしても自宅療養を選択せざるを得ない場合もありました。

実際、私が保健所からの依頼を受けて往診したのは、父子家庭で未就学児を２人育てているＥさんです。ほかの医療機関で新型コロナウイルス陽性の診断を受けたものの、子どもを残しての入院療養は不可能であるとの事情から、ご自宅で数日療養していました。２０２１年のデルタ株の流行時は感染者数が多く、感染者全員を隔離療養させるほどの隔離施設もなかったため、感染しても基本は自宅で療養、病状が中等症以上に悪化したら入院するというのが基本的な流れでした。

ところがその後もいっこうに熱が下がらず、Ｅさんの呼吸状態は次第に悪化していきました。かろうじて自治体から自宅療養中の食料支援だけは受けていましたが、子どもを置いて救急車を呼ぶこともできず、困り果てて保健所に相談したのです。

Ｅさんにはかかりつけ医がいなかったので、私が保健所からの依頼を受けてご自宅に往診することになりました。

患者さんの診察をしたあとに、いろいろなお話をうかがうと周囲に頼れる人がいないＥさんは非常に厳しい立場におかれていることが分かってきました。

本来なら酸素の投与が必要なレベルになっており、入院して治療することが望ましい病状なのにもかかわらず、子どもたちを安心して預けられる場所が見つからなければ、自分は入院することができないと悩んでおられました。子どもたちを預けられる場所、といってもEさんの子どもたちは濃厚接触者ですから受け入れ側にも感染リスクが及びます。とても気軽に受け入れられるような状況ではありません。行政の児童福祉担当者などに相談しても、やはり濃厚接触者である児童を預かる場所はないと言われてしまいます。

子どもたちの祖父母は高齢で持病もあり、感染した場合にリスクが高いため預けることができません。Eさんはきょうだいとは長く連絡を取っておらず、いきなり子どもを預けられるような関係ではないということでした。

このようにEさんの子どもの預け先については、八方塞がりでした。そのためできることといえば、自宅でできる酸素投与を含めた最大限の治療をしながら、なんとか回復を待つことしかありませんでした。自宅で酸素投与をして時間を稼ぐことができれば、その間に地域でなんらかの支援体制ができるかもしれないと考えたからです。

そこで在宅酸素濃縮器を患者さん宅に持ち込み、在宅酸素療法を開始して呼吸状態を安定化させたのち、以後は電話での診療を頻繁に行いながら状況の変化を見守りました。同時にさらなる病状の悪化に備え、保健所と連携を図りながら、なんとか子どもを安全な場所で預かる方法を模索していったのです。

最終的にＥさんの場合、離婚した元配偶者の親族が子どもを預かってくれることになりました。子どもの安全が確保されたことで、Ｅさんも療養に専念できるようになり無事に入院して治療を受けることができました。こうしてようやく関係者一同、胸をなで下ろしたのでした。

こういったケースを通して、新型コロナウイルス感染症のパンデミックによる非常事態では、社会的弱者にはこれまで以上に平穏に暮らしにくい環境になってしまうことがあると痛感しました。

もちろん、個々の家庭の事情に医療者がどこまで踏み込むべきなのかはケースバイケースです。しかしＥさんの事情からも分かるように、私たち医療者は単に病気を診るだけでは済まないことが多くあります。患者さんのおかれた社会背景や人生のストーリーを聞きながら、今回のケースでいえば患者さん本人だけではなく、そのご家族の安全を考えて医学的な治療方針の決断をすることが求められました。

有事の際には社会的問題を抱えた患者さんを軸として、関係各所をつないでいく役割も医療者には求められることを再確認させられました。

高齢の親を介護する子どもがコロナに罹患したらどうするか

コロナ禍ではこのように、さまざまな社会的事情によって入院療養できない方に対するフォローを往診や電話診療で行いました。

例えば高齢の親を自宅で介護している人が、新型コロナウイルスに感染し中等症以上で入院が必要になったときに、要介護状態の親をどのようにして療養を継続させることができるか、などもそれぞれの地域で問題になりました。

平時であれば、自宅で療養している高齢者の介護者が急病になった場合、要介護者であれば高齢者施設への緊急のショートステイサービスを利用できるような体制が各地域で組まれていますが、新型コロナウイルスの濃厚接触者となってしまった高齢者を各介護施設はほかの患者さんと同等には受け入れることはできません。では訪問介護を入れて対応すればいいかといっても、コロナ禍では訪問ヘルパーなども人手が足りなくなり、簡単には利用できるような状況ではなかったのです。

このような理由から高齢者を在宅で介護しながら生活していた方が感染した場合、入院せずに、やむを得ず自宅療養をしている方がたくさんいたため、私の診療所では往診にて治療を行い続けました。

未曽有の感染拡大下においてもこうした対応をすることができたのは、この地域をともに支えてくれる診療所スタッフ全員の協力があってこそでした。コロナ禍2年目のこの頃には日々の闘いのなかで診療所内のスタッフ全員に、この地域をともに守るんだという共通の思いが醸成されていたので、みんなで協力して地域の困難に立ち向かえたのだと思います。

チームで行う地域医療の強さ

このように、コロナ禍を経て平常時であれば考えられないようなケースをいくつも経験し、改めてかかりつけ医とは何かを深く考えるようになりました。従来型のかかりつけ医のみでは、コロナ禍のような有事に際しても十分に対応しきれないということが浮き彫りになったととらえることもできます。私の診療所が発熱外来、一般外来診療、在宅医療から終末期医療までの医療を提供できているのは同じ理念を共有して「かかりつけ医のすべき医療をチームで行う地域医療集団」として、常勤の医師5人を含めた総勢40人にもなる人員で対応できたからだと考えています。今後、都市部でも高齢者が激増していくなかで、かかりつけ医一人だけでこれらの業務をすべて行うことは極めて困難です。自分の診ている患者さんの幸せだけでなく、地域に暮らすみんなが安心して暮らしていく地域づくりをしていくには、今こそ地域のかかりつけ医が今までの意識を変えてチームとなり、地域のインフラとして医療を還元していくことが重要になっていくと思います。

私も、慣れ親しんだ愛着のあるこの地域に住む人たちに、「あの先生たちのチームがあるから何かあっても安心だね」と言ってもらえるような、そんな医療チームとして診療所の組織を発展させていくことを常々意識しています。

［第5章］

地域を愛する想いなくして医療の質は向上しない
地域に根差すかかりつけ医として、より良い地域医療を提供し続ける

超高齢社会に対応する地域医療の新たな可能性

２０２４年の現在において地方だけでなく大都市部でも高齢者人口が増加して、国民の医療費の増加が止まらない状況が続いています。国は、医療の効率化を掲げ、かかりつけ医を基本とした地域医療の分野でも、より質の高い、効率的な医療の提供を求めるようになりました。保険診療でのオンライン診療が解禁され、今後の地域の診療所の役割も大きく変化していくことになることが予想されます。

これから当面の間、高齢者人口が激増する都市部において、老若男女のすべての方々が納得でき、かつ安心して暮らしていくための地域医療の姿とはどのようなものなのでしょうか。私見ですが、これからの10年は、都市部の地域の診療所が今後、外来診療から在宅医療まで総合的に行うかかりつけ医型の診療所と、各専門分野の医療に特化した診療を提供する専門分野特化型診療所に二分化していくことがよいのではないかと考えています。

またこのかかりつけ医型の診療所において、在宅医療を切り取った形での対応をしている主流である在宅医療特化型の診療所にその多くを任せることは、効率的な医療の提供を阻害する恐れがあると思います。なぜならば、在宅医療という診療形態は、患者さんにとっては通院せずに全人的な医療を受けられる素晴らしい医療制度ではありますが、その医療費の公定価格は、医師や看護師などが出向くことの対価が合わさった費用体系になっており、外来診療費の数倍の月額の診療費がかかる医療制度であるからです。現在のように高齢者の保険負担割合が原則1割負担であれば、費用の9割の部分は、社会保険制度の保険料と税金で賄われることになります。今後、高齢者が激増する日本の医療制度のなかで、通院が比較的容易な人にまで、このように税金を多く投じた医療を行っていては、納税者である国民全体の理解は得られないでしょう。

　これが美容医療のように保険外診療で、すべての医療費を個々が負担するのであれば、いくら高額であっても、価格競争と技術競争で市場の原理で質の悪い医療機関は淘汰されていくことが予測されますが、大部分の費用負担が税金や健康保険料から拠出される日本国の健康保険制度を用いた地域医療では、費用が安い外来診療で極力診療し、どうしても通院できない身体状況の方のみに対して在宅医療が提供されるようにしていくことが合理的であると考えます。

かかりつけ医よ今こそ束になれ

では、外来診療から在宅医療での終末期医療までを担うかかりつけ医機能をもった診療所をどのような形にして地域で発展させていけばよいのでしょうか？　この解は、かかりつけ医が一人ずつ個々に診療所をもってそれぞれ別々にかかりつけ医として診療をするのではなく、地域で同じ意識をもった医師と束となり地域医療を行う「かかりつけ医チームとしての地域への貢献」ではないかと私自身は考えています。

患者さんが困ったときにいつでも相談に乗れる体制を取るためには医師一人に依存するのはその医師の負担が大きすぎますし、医師個人にその役割を委託するならば、その医師が病気などで診療ができなくなってしまうと途端に患者さんはかかりつけ医を失うことになります。

また、地域医療の持続性を考えたときにも、医師個人をかかりつけ医ととらえるのは無理があります。一人の医師で24時間365日すべてを対応するのはごく一部の使命感の極めて強い医師以外には現実的ではありませんし、医師だって人間ですから年々年を取り、気力・体力ともに少しずつ低下していきます。

年齢が上がるにつれて経験や知識は豊富になりますが、反面、在宅医療などが必要な患者さんに対する夜間の対応などは困難になってくるかもしれません。仮に医師個人にかかりつけ医の機能を求めるとすれば、医師が高齢になって病気をもちながら診療するようになったり、体力が低下したりすれば、地域で暮らす人たちは不安を感じることにもなるでしょう。


このように考えれば、地域医療の質を保ち、一定レベルの医療を提供し続けるためには、やはり「複数人の医師を中心とした多職種でのかかりつけ医チーム」としてかかりつけ医機能を地域に提供することを考えるべきだと思います。

「複数人の医師を中心とした多職種でのかかりつけ医チーム」でかかりつけ医機能を発揮することで、「普段診てもらっている医師が休暇中であったとしても、あの診療所に行けばなんとかしてもらえる」という安心感を地域の方々にもってもらうことができます。

　では、かかりつけ医チームとは、具体的にはどのようなものなのかということになりますが「同じ地域で、長期間おおむね同じメンバーで継続的に活動し、共通の理念をもって地域を守る医師をはじめとする医療従事者の集団」のことを、かかりつけ医チームだと私は定義しています。

　例えば私の診療所のスタッフは、患者さんの緊急時に誰が駆けつけても、同じように患者さんにとって最適な治療を提案できる自信があります。なぜなら、院長である私だけではなくともに働くすべてのスタッフが「住み慣れた地域で、通院可能な病状の時期から、通院困難になる人生の最終末期まで継続的に患者さんの支援をしていく」という共通の理念の下に診療を行っているからです。この共通理念をもったうえで、日頃から継続してカンファレンスを行って患者さんの情報を共有し議論を交わすことで、誰が対応してもおおむね変わりない対応ができるようにしています。地域医療の現場においても、医師それぞれの対応がおおむね標準化されてこそ、その地域で暮らす方々に、安定的な継続性のある

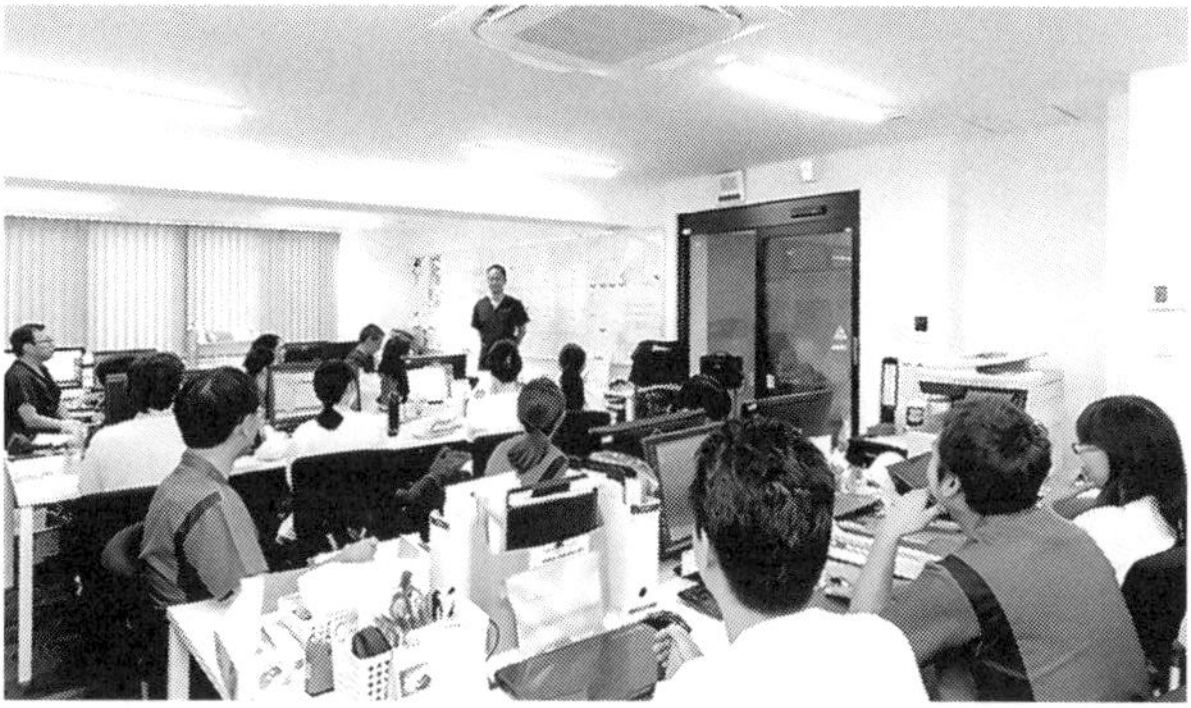

院内多職種でのミーティング風景

医療を提供できることにつながるのです。

濃密なコミュニケーションで理念を共有

私たちは日々、当日の勤務者全員で行う朝晩のミーティングや週1回行っているケースカンファレンスを通して、患者さんに対する治療計画などを複数の医師を含めた多職種で話し合っています。繰り返しミーティングを行うことで診療に対する考え方や治療方針などにも診療所内のスタッフで一貫性が生まれます。また、カンファレンスでは個別の患者さんについて話し合うだけでなく、地域の医療・介護関連多職種や地域住民の方々向けの勉強会の開催など、この地域をより良くするための企画や立案も行っています。日々の診療以外のことに対しても、多職種でミーティングを重ねていくことで、地域のなかで自分たちが今なすべきことが次第に明確になっていくのです。

次世代へとつながる地域の継続的な発展のためのかかりつけ医の役割とは

「かかりつけ医チーム」で地域を継続的に支えるには自分が働けなくなった後も、この地域を支えてくれる次世代の人材を育てることは重要な課題です。

この地域が次世代の人々にとっても暮らしやすい地域であり続けてほしいという想いは、現在この地域で暮らす方々の共通の想いでもあります。私は自分がこの地域で暮らす方々に医師として育てていただいたと感じていますので、私自身が次世代の地域医療を担う人材を育てることで、自分を育ててくれた地域に恩返しをする責務があります。このような次世代の医療者の育成のために、自院では地域の患者さんにご協力いただきながら、日常の診療以外に次世代育成のための取り組みも行っています。

一つは次世代に地域医療の担い手になりうる高校生の職業体験の実習先として地域医療の現場の見学を受け入れてきたことです。多感な10代の時期に、寝たきりの高齢者など在宅医療での診療の現場を経験してもらうと、学生たちの心の中に大きな変化をもたらすようです。すべての人がやがては老いて寿命を迎えるのですから、こうした現場を見てもらうことは命の教育にもつながっていきます。また、こうした高校生のなかから、一人でも地域医療に興味をもち、将来的に医療者を目指す学生が増えてくれたらこれ以上のことはありません。

また次世代の地域医療を担う人材育成への取り組みとして、医学部を卒業したばかりの初期臨床研修医の研修の受け入れも行っています。自院での地域医療の研修は、1人あたり2週間～1カ月間ほどの期間で設定しており、年間6人程度の研修医が研修に来院されます。自院が提供する地域医療の研修では、高齢者の暮らしの現場の理解を深めるために在宅医療を受けながら療養している患者さんへの訪問診療の現場を経験してもらいます。そこで、実際に地域で療養する患者さんを指導医とともに診て、研修医に、「仮に自分がこの患者さんのかかりつけ医ならばどのように患者の療養生活をマネジメントするか」などを考えてもらいます。ときには具体例を挙げて「もしもこの患者さんがここで肺炎になって、酸素が必要な状態になったらどうするか？　入院させるか？　それともこのまま在宅で治療を続けるか?」「この患者さんを入院させるとすると患者さんにとってどのようなメリットとデメリットがあるか?」など患者さん目線で医療について考える場を提供しています。医師や看護師になりたての時期は、急性期病院で研修を行うことがそのほとんどであり、地域医療の現場についてあまり知らずに過ごしています。地域医療の現場を知らずに急性期病院で医療を行うと、退院後の患者さんの暮らしがイメージできず、患者さん目線での療養指導が不十分のまま退院を迎え、病気を治す治療に成功しても、結果的に退院した患者さんの生活が危機に瀕することにつながることもあります。初期臨床研修の期間中に在宅医療の現場で高齢者の暮らしの様子を感じ取っていただくことにより、急性期病院で働く研修医や若手の看護師たちは地域で暮らす高齢者が入院した際の患者さんに対する退院までの支援において配慮すべきことなどを知ることができます。最終的には、この地域で地域医療を学んだ若き医師や看護師が、この地域に愛着をもち、地域医療をともに支えてくださる人材が一人でも増えることを期待しています。

このように地域のかかりつけ医が急性期病院の医師と同様に次世代の人材育成に協力していくことは、医療者としての重要な責務の一つであり、このことが愛する地域の医療の次世代への継続的発展につながっていくと考え日々実践しています。

また医師だけでなく、コメディカルのスタッフにも多様な年代が共存していることも重要なポイントになります。経験を積んだ年長者もいれば、新しい風を吹き込んでくれる若手もいる、そして当然、その中間層もいるような、幅広い年代の職員が地域で活躍することで、組織内の共通の理念が次世代に引き継がれ、長期間持続可能な組織が作られていくことになります。未来志向で組織を成長させ、地域に最大限還元をしていくことが、この地域にお住まいの方々への最大の恩返しになります。また未来志向で組織を地域のために発展させていくには、今後到来する医療ＤＸ（デジタル・トランスフォーメーション）時代のかかりつけ医の在り方も考えておかなければなりません。

ＡＩや医療ＤＸが進んだ10年後に、地域のかかりつけ医は果たして生き残れるのか？

２０２４年現在、さまざまな分野でＤＸが進み、今後は医療分野でも医療ＤＸが進もうとしています。

医療ＤＸとは、保健・医療・介護の各段階（疫病の発症予防、受診、診察・治療・薬剤処方・診療報酬の請求、医療と介護の連携によるケア、地域医療連携、研究開発など）において発生するデータを、全体最適化された基盤（クラウドなど）を通じて、保健・医療や介護関係者の業務やシステム、データ保存の外部化・共通化・標準化を図り、国民自身の予防を促進し、より良質な医療やケアを受けられるように、社会や生活の形を変えることと定義されています（厚生労働省）。

医療ＤＸが進む将来は、地域医療の分野でも大きな変革が起こってくることが予想されます。個々の医療情報がクラウド上に保管されれば、かかりつけ医という地域の医師をハブとして、地域の患者さんを急性期病院と地域でやりとりするという流れも変わります。

救急医療へのゲートオープナーとしての役割や、なんでも相談できる身近で頼りになる総合的な能力を有する医師という従来型のかかりつけ医の役割はＡＩ（人工知能）に置き

図 10　医療 DX

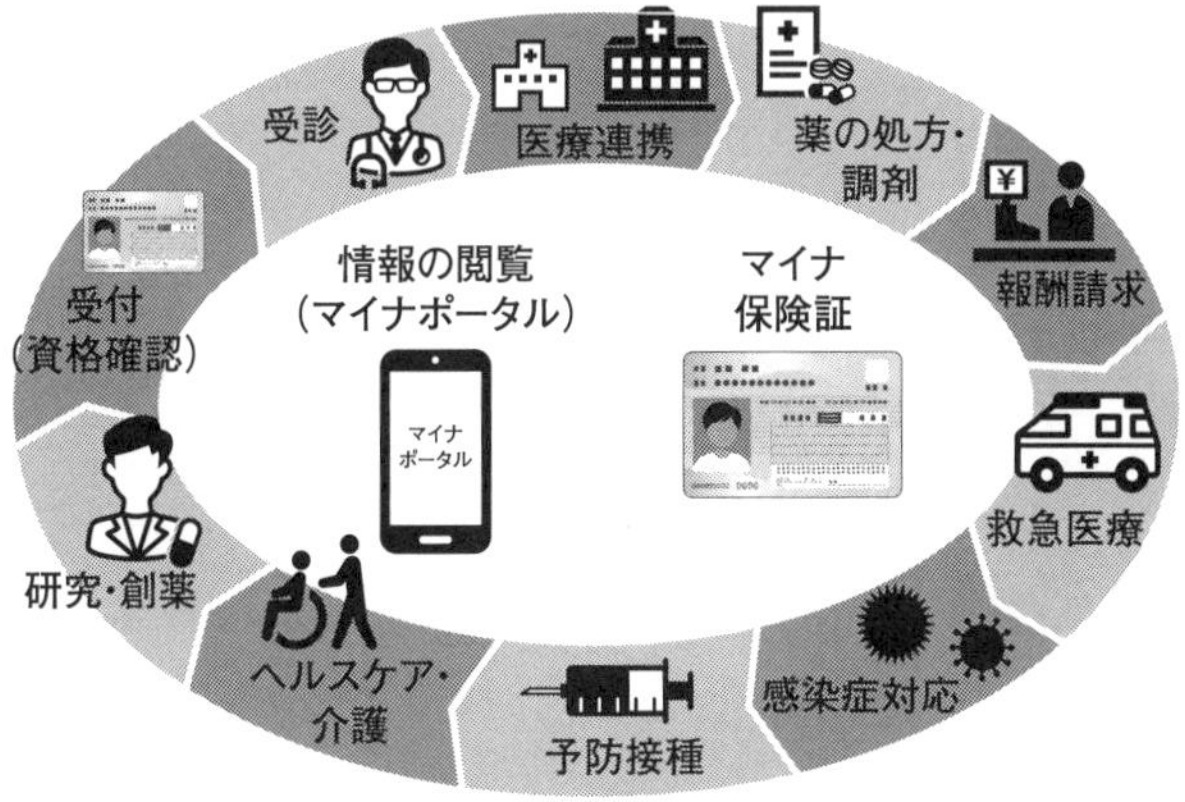

出典：厚生労働省「医療DXについて」

換わり、アプリに体調の変化などを入力すれば、病院受診の必要性などの有無を即座に回答してもらえるような時代が近々訪れるかもしれません。

　また患者さんが医療機関へ受診した際には、過去の医療情報は即座にクラウドから取り出され、治療に役立てられる時代もそう遠くない未来にやってくると思います。各医療機関で個々に保有していた検査データなどが一元化され、無駄な検査も省略され、また急性期病院と地域医療の切れ目のない医療の提供が可能となっていくはずです。

　このような時代の変化のなかで、従来型のかかりつけ医は今後、今までと同じ働き方をして果たして必要とされ、生き残れるのか、という課題があります。かかりつけ医自らが時代の変化に順応し、医療がＤＸされた時代にも必要とされるかかりつけ医に進化していかなくては、今後社会からその役割は淘汰されてしまいます。

　しかし最終的に、現在のかかりつけ医が行っているすべてのことが医療ＤＸ後にＡＩに置き換えることができるかというと、私はそうとは思いません。人の老化は現在の医学では完全には止めることはできないため、かかりつけ医の役割は、医療ＤＸされても、スマホなどの媒体の利用困難な一部の高齢者などには、高度医療への入り口としての存在価値が続いていくと思われます。

　また生《なま》の人間のコミュニケーションでしか与えることが難しい人の温もり、クラウド上の医療情報介護情報など以外の患者さんの個々の想いや人生の物語をも考慮した終末期の意思決定支援などは、ＡＩのみで行うことは不可能ですし、それらがすべてＡＩに置き換わることは多くの人間は望まないでしょう。ただ、従来型のかかりつけ医の仕事の多くは簡略化、効率化し、日本全体でのかかりつけ医の必要人数は現在より大幅に減ってより専門性のある医師が生き残れる時代に変化していく可能性が高いと思います。

そんな時代でも「価値あるかかりつけ医」とはやはり、継続的に人生に寄り添い、地域で継続的に地域住民と関わりあい、地域の構成員としてその地域住民と信頼関係を構築し、いざというときには、AIに成り代わって医療分野を中心とした患者さんの意思決定のサポートや、必要な医療の助言をしてくれる医師であるのだと思います。

医療のDXが進んでも、人としての温かみのある対応の価値は色あせない

人の温もりが必要な地域医療は、やはり高齢者に対する医療では今後医療のDXが進んでも変わりなく存在していくでしょう。地域を愛し、地域に溶け込み、育んだ人間関係に基づく、かかりつけ医としての患者さんへの助言は、AIが即座にはじき出す治療方針よりも大きな価値を与えることは間違いありません。元気で外来診療に通っていた頃から、あるいは仕事をしていた頃から地域でともに暮らし、長い年月をかけて継続して関わってきた医師であれば、患者さんは人生の重大な局面で、その医師にそっと背中を押してもら

うことを選択する方が今後も多いと思います。そのように患者さんの人生を継続的に支え続けるために、私はどれほど大変だとしても地域の方々に開かれた外来診療から終末期に通院が困難になられた方への在宅医療まで幅広く取り組み続けたいと考えています。

私はまだ50代になったばかりで、診療所の院長として日々忙しく働いていますが、それでも日々、この地域への愛着が強くなっていくのを感じています。50代の私であってもこのように感じるのですから、もっと長い間この地に住まわれている方々は、さらにそのように感じるに違いありません。ましてや体が弱って人生の最終段階が近づいているとしたら、なおのこと住み慣れた地域を愛おしく、大切に感じるはずです。

私は祖父、父の後を継いでこの地域を守ってきました。いつかは次の世代がこの診療所を引き継いでいくのでしょうが、地域に根を張り、住民の心に寄り添ってその一生を支えるという診療所の根幹は、変わってほしくないと思っています。

地域の方々の人生に伴走し、つまずきそうになったときにそっと手を差し伸べる。そして、健康を取り戻して再び歩けるようになったら遠くからその歩みを見守っていく――。

そのようなかかりつけ医として今後も自分の力が続く限り駆け抜けていきたいと思います。

おわりに

私が地域医療に専従するようになり18年目を迎えました。この地域での診療が長くなれば長くなるほど、さらに地域への思いが強くなっていくのを日々実感しています。子どもの頃に遊んだ公園、駅前の商店街、いつも前を通っていた神社など、ほかの人にとってはなんでもない風景が、私にとってはどれほど大切であり、自分自身の原点であるかを思い知らされる日々です。

診療所がある練馬区は、都内でも人口が多い区でありながら再開発がまだ進んでいない地域もあり、新しい建物と昔ながらの建物が混在しているような、どこか懐かしい町です。もちろん、町に並ぶ建物は随分変わりました。私が幼い頃に通っていた幼稚園は、名前こそ当時と同じですが近代的な建物に変わり、当時の面影はありません。また、昔はなかったような大きなスーパーもあちこちにできました。

一方で、変わらないものもあります。変わらないものの代表例は、自然です。例えば、私の診療所から歩いてすぐのところには武蔵関公園という公園があります。ひょうたん型の富士見池という池があり、その周囲を遊歩道が巡る自然豊かな公園です。子どもの頃は池のボートに乗ったり友だちと時間を忘れて何時間も遊んだり、当時の私にとってはなくてはならない場所でした。

同様に、石神井《しゃくじい》川沿いの遊歩道も何十年間、変わらない風景です。石神井川の桜並木は有名で、春になると何種類もの桜が咲き誇って私たちの目を楽しませてくれました。

そして、もう一つ変わらないものがあります。それは、この地域に住む人たちの心です。もちろん、多くの人が住む住宅街ですからそれなりに顔ぶれは変わっていきます。しかし、誰かがこの町を去ってまた新しい誰かがやって来ても、皆がこの町を愛していることに変わりはありません。住んでいるうちになぜだか愛着が湧いてくる、そんな魅力がこの町にはあるのだと思います。

変わらない人と自然、そして変わっていく建物が混在するこの地域がこれからどのように発展していっても、私たちは地域のかかりつけ医チームとしてこの地域を守っていきたいと思っています。それこそが私自身を育ててくれた地域にできる、最大の恩返しです。

本書が改めてこれから必要とされるかかりつけ医とは何か、これからの地域医療とはどうあるべきかを考えるきっかけになれば、著者としてこれ以上うれしいことはありません。

岡田 徹也（おかだ てつや）
1972年東京都練馬区生まれ。1998年に聖マリアンナ医科大学卒業後、1998年5月から2006年6月まで東京都済生会中央病院にて総合内科研修、循環器専門研修および循環器専門診療に従事。2006年7月からは防衛医科大学校内科教官として勤務し、2007年7月に岡田医院院長に就任。2018年9月、岡田医院在宅医療部を開設。

本書についての
ご意見・ご感想はコチラ

患者の終末期まで伴走する
これからのかかりつけ医

二〇二四年八月二二日 第一刷発行

著　者　岡田徹也
発行人　久保田貴幸
発行元　株式会社 幻冬舎メディアコンサルティング
〒一五一-〇〇五一 東京都渋谷区千駄ヶ谷四-九-七
電話 〇三-五四一一-六四四〇（編集）
発売元　株式会社 幻冬舎
〒一五一-〇〇五一 東京都渋谷区千駄ヶ谷四-九-七
電話 〇三-五四一一-六二二二（営業）
印刷・製本　中央精版印刷株式会社
装　丁　弓田和則

検印廃止

Printed in Japan ISBN 978-4-344-94802-0 C2247
幻冬舎メディアコンサルティングHP https://www.gentosha-mc.com/